AF221460

Mein Baustein-Tagebuch

Marion Fladda

Bibliografische Information der Deutschen Nationalbibliothek:

Die Deutsche Nationalbibliothek verzeichnet diese Publikation in der Deutschen Nationalbibliografie; detaillierte bibliografische Daten sind im Internet über http://dnb.dnb.de abrufbar.

Herstellung und Verlag: BoD – Books on Demand, Norderstedt

ISBN:9783752851540

Mein Baustein-Tagebuch

In Anlehnung an mein Buch „Auf den Spuren unseres Schweinehundes" habe ich dieses Arbeitshandbuch entworfen, um das Dokumentieren der verschiedenen Bausteine etwas zu vereinfachen. Hier sind für alle etwaigen Bausteine schon vorgefertigte Tabellen. Auf diese Weise wirst Du auch täglich an die unterschiedlichen Möglichkeiten erinnert. Neben der Baustein-Dokumentation wirst Du auch täglich an Deine Funktion als „tägliche Portion Sahne" erinnert. Insgesamt reicht dieses Tagebuch für sechs Wochen. Versuch diese sechs Wochen durch zu halten. Das schaffst Du! Am Anfang, nach drei Wochen und am Ende darfst Du Dich einmal komplett vermessen. Achte darauf, dass Du das immer morgens vor dem Frühstück machst und dass Du immer an der gleichen Stelle misst. Das Wiegen solltest Du auch morgens vor dem Frühstück machen. Am besten nach der morgendlichen Blasenentleerung und bevor Du Deine Portion warmes Wasser getrunken hast. Jeden 7. Tag findest Du immer eine zusätzliche Tabelle für die möglichen Wochen-Extrabausteine. Diese erhältst Du, wenn Du Dein Trainingsprogramm durchgehalten hast oder wenn Du jeden Tag der Woche als tägliche Portion Sahne Deiner Mitmenschen durch die Welt gelaufen bist. Nimm die durchschnittliche Tagesbausteinmenge aus der beigefügten Tabelle und ermittle jeden Tag, ob Du Bausteine eingespart hast und mit in den nächsten Tag nehmen kannst oder ob Du Dein Tagespensum überschritten hast und dieses an den folgenden Tagen wieder einsparen musst. Egal, ob Du einen täglichen Überschuss oder Rückstand entwickelst, nimm diese Zahl und ergänze sie in dem „Baustein-Konto" im nächsten Tag. Da Dein Baustein-Konto jede Woche bei 0 startet, findest Du an jedem 1. Tag der Woche im Kopf kein Baustein-Konto. Wenn Du ein Cheat-Meal praktizieren möchtest, kannst Du dann dieses Baustein-Konto leeren. Schreibe dafür in Deine Baustein-Tagesübersicht bei „gegessen" „Cheat-Meal". Das sind 10 Zeichen und stehen somit für die 10 eingesetzten Bausteine. Die Sportbausteine (SB) werden zwar nicht mitgerechnet, aber Du kannst sie dennoch notieren. Im Folgenden findest Du zwei Beispieltage zum besseren Verständnis. Als Nachschlagewerk habe ich Dir meinen „Überlebens-Booster-Baukasten" auch noch mal abgedruckt. Und nun danke ich Dir für Dein Interesse an meinen Bausteinen und wünsche Dir viel Freude und Motivation mit jetzt auch „Deinen" Bausteinen.

Mein Beispieltage

Datum	27.4.18
Gewicht	59,4 kg
Baustein-Konto	+ 6

Meine Aufgaben am Morgen	Ja	Nein
Ich lag mit einem Lächeln im Gesicht im Bett und habe mich auf den Tag gefreut	X	
Ich bin meinen Tag gedanklich mit positiven Gefühlen durchgegangen	X	
Ich habe mir ein konkretes Tagesziel gesetzt		X
Ich bin mit den Worten „Das IST sowas von MEIN Tag" aufgestanden	X	
Ich habe mein Spiegelbild zufrieden begrüßt	X	
Ich habe eine gute Portion warmes Wasser getrunken	X	
Ich habe noch vor dem Frühstück ein paar Minuten Tageslicht genossen	X	
Ich habe vor dem Frühstück ein paar Minuten tief und bewusst geatmet	X	

Meine Aufgaben am Tag	Ja	Nein
Ich habe achtsam meine Mitmenschen wahr genommen	X	
Ich habe auch fremde Menschen freundlich angelächelt und gegrüßt	X	
Ich habe jemandem geholfen		X
Ich habe jemandem aufrichtig zugehört		X
Ich habe selbst nicht gute Dinge mit einem Lächeln beantwortet	X	
Ich habe nur positiv über andere Menschen gesprochen	X	
Ich habe jemandem ein Kompliment gemacht		X
Ich habe jemanden zum Lachen gebracht	X	

Mein Resümee	Ja	Nein
Ich habe mein Tagesziel erreicht	X	
Ich war die tägliche Portion Sahne im Leben meiner Mitmenschen	X	
Ich bin dankbar für diesen wunderbaren Tag	X	
Ich hatte heute ein Cheat-Meal	X	
Ich habe heute wenig Zeit bei Facebook und Co. verbracht		X
Ich habe wenig Blaulicht „konsumiert"	X	
Ich habe mich konsequent an meine Bausteine gehalten	X	
Ich habe keinen Alkohol getrunken		X
nIch bin größtenteils barfuß/mit Barfußschuhen unterwegs gewesen	X	

Meine gegessenen Bausteine

Morgens	Vormittags	Mittags	Nachmittags	Abends
4	-	2	-	Cheat-Meal
Summe der gegessenen Bausteine				16

Meine verdienten Bausteine

Aktivität	**Bausteine**
Erreichte Schritte (Je 10.000 = 1 Baustein)	11.412 = 1 B
Rauf gekletterte Etagen (Je 10 Etagen = 1 Baustein)	6 = 0,5 B
Spaziergänge/Wanderungen in der Natur (Je 60 Minuten = 1 Baustein)	-
Kältetraining in Minuten (Je 2 Minuten = 1 Baustein)	3 min = 1,5 B
Kniebeugen (Je 500 WH = 1 Baustein)	-
Beinscherencrunches (Je 400 WH = 1 Baustein)	-
Liegestützen (Je 300 WH = 1 Baustein)	-
Beweglichkeitstraining (Je 15 Minuten = 1 Baustein)	-
Summe der verdienten Bausteine	3 B

Bausteintagesüberblick

Verdient (-)	-	-	-																							
Gegessen (+)	+	+	+	+	+	+	C	H	E	A	T	-	M	E	A	L										

Tagesbausteinbilanz

Gegessene Bausteine	16
Verdiente Bausteine	3
Summe	13
Meine Tagesbausteinmenge	10
Eingesetzte Bausteine vom Bausteinkonto	3
Differenz der Tagesbausteinmenge zur Summe	0

Mein Beispieltage

Datum	28.4.18
Gewicht	59,8 kg
Baustein-Konto	+ 3

Meine Aufgaben am Morgen	**Ja**	**Nein**
Ich lag mit einem Lächeln im Gesicht im Bett und habe mich auf den Tag gefreut	X	
Ich bin meinen Tag gedanklich mit positiven Gefühlen durchgegangen	X	
Ich habe mir ein konkretes Tagesziel gesetzt	X	
Ich bin mit den Worten „Das IST sowas von MEIN Tag" aufgestanden	X	
Ich habe mein Spiegelbild zufrieden begrüßt	X	
Ich habe eine gute Portion warmes Wasser getrunken	X	
Ich habe noch vor dem Frühstück ein paar Minuten Tageslicht genossen	X	
Ich habe vor dem Frühstück ein paar Minuten tief und bewusst geatmet	X	

Meine Aufgaben am Tag	**Ja**	**Nein**
Ich habe achtsam meine Mitmenschen wahr genommen	X	
Ich habe auch fremde Menschen freundlich angelächelt und gegrüßt	X	
Ich habe jemandem geholfen		X
Ich habe jemandem aufrichtig zugehört	X	
Ich habe selbst nicht gute Dinge mit einem Lächeln beantwortet	X	
Ich habe nur positiv über andere Menschen gesprochen	X	
Ich habe jemandem ein Kompliment gemacht	X	
Ich habe jemanden zum Lachen gebracht	X	

Mein Resümee	**Ja**	**Nein**
Ich habe mein Tagesziel erreicht	X	
Ich war die tägliche Portion Sahne im Leben meiner Mitmenschen	X	
Ich bin dankbar für diesen wunderbaren Tag	X	
Ich hatte heute ein Cheat-Meal		X
Ich habe heute wenig Zeit bei Facebook und Co. verbracht	X	
Ich habe wenig Blaulicht „konsumiert"	X	
Ich habe mich konsequent an meine Bausteine gehalten	X	
Ich habe keinen Alkohol getrunken	X	
Ich bin größtenteils barfuß/mit Barfußschuhen unterwegs gewesen	X	

Meine gegessenen Bausteine

Morgens	Vormittags	Mittags	Nachmittags	Abends
3 (+ 1 SB)	-	4	2	5
Summe der gegessenen Bausteine				14

Meine verdienten Bausteine

Aktivität	Bausteine
Erreichte Schritte (Je 10.000 = 1 Baustein)	11.291 = 1 B
Rauf gekletterte Etagen (Je 10 Etagen = 1 Baustein)	3 = 0 B
Spaziergänge/Wanderungen in der Natur (Je 60 Minuten = 1 Baustein)	50 min = 0,5 B
Kältetraining in Minuten (Je 2 Minuten = 1 Baustein)	3 min = 1,5 B
Kniebeugen (Je 500 WH = 1 Baustein)	1000 WH = 2 B
Beinscherencrunches (Je 400 WH = 1 Baustein)	400 WH = 1 B
Liegestützen (Je 300 WH = 1 Baustein)	-
Beweglichkeitstraining (Je 15 Minuten = 1 Baustein)	-
Summe der verdienten Bausteine	6 B

Bausteintagesüberblick

Verdient (-)	-	-	-	-	-	-																				
Gegessen (+)	+	+	+	+	+	+	+	+	+	+	+	+	+	+												

Tagesbausteinbilanz

Gegessene Bausteine	14
Verdiente Bausteine	6
Summe	8
Meine Tagesbausteinmenge	10
Eingesetzte Bausteine vom Bausteinkonto	0
Differenz der Tagesbausteinmenge zur Summe	+ 2

- Die +2 würde ich nun wieder auf mein Baustein-Konto einzahlen und hätte es wieder auf +5 aufgestockt
- Da der kommende Tag für mich der letzte Tag dieser Woche ist, muss ich diese Extrabausteine entweder verbrauchen oder sie werden gelöscht
- So ein Tag bietet sich als Ruhetag sehr gut an

Der „Überlebens-Booster-Baukasten"

Kohlenhydratbausteine	Eiweißbausteine	Fettbausteine
½ Banane (25 g)*	1 Ei*	1 ½ TL Lebertran (5 g)*
¼ Apfel (40 g)*	50 g Pute (fettarm)*	1 ½ TL Nachtkerzenöl (5 g)*
¼ Birne (45 g)*	50 g Hühnchen (fettarm)*	1 ½ TL Leinöl (5 g)*
¼ Orange (50 g)*	50 g Lamm (fettarm)*	1 ½ TL Olivenöl (5 g)*
½ Kiwi (50 g)*	50 g Rind (fettarm)*	1 ½ TL Rapsöl (5 g)*
1 Pflaume (40 g)*	50 g Schwein (fettarm)*	1 ½ TL Schwarzkümmelöl*
6 Trauben (27 g)*	50 g Wild (fettarm)*	1 ½ TL Granatapfelkernöl*
1 Litschi (25 g)*	50 g Hackfleisch (fettarm)*	1 ½ TL Walnussöl*
¼ Mango (30 g)*	50 g Kalbsleber*	1 ½ TL Erdnussöl*
¼ Khaki (50 g)*	50 g Rindersaftschinken*	1 ½ TL Weizenkeimöl*
½ Passionsfrucht (63 g)*	50 g Roastbeef*	1 TL Kokosöl (5 g)*
¼ Granatapfel (30 g)*	50 g Hühnchenbrust*	1 TL Butter
50 g Heidelbeeren*	50 g Putenbrust*	35 g Avocado*
50 g Himbeeren*	50 g Corned Beef*	1 EL Haselnussmehl (8 g)*
40 g Stachelbeeren*	50 g Roher Schinken (fettarm)	1 EL Mandelmehl (10 g)*
50 g Erdbeeren*	50 g Lachsschinken	1 EL Kokosraspeln (7 g)*
50 g Johannisbeeren*	50 g Gekochter Schinken	1 EL Backkakao (15 g)*
½ Grapefruit (70 g)*	100 g Krabben*	1 EL Sesam (10 g)*
1 Zitrone (125 g)*	75 g Räucherlachs*	1 EL Mohn (10 g)*
1 EL Rosinen (7 g)*	75 g Wildlachs*	1 EL Chiasamen gemahlen (10 g)*
1 EL Maulbeeren (10 g)*	75 g Stremellachs*	1 EL Leinsamen gemahlen(10 g)*
1 EL Gojibeeren (7 g) *	50 g Forelle*	1 EL Sonnenblumenkerne (10 g)*
1 Dattel (7 g)*	50 g Hering*	1 EL Kürbiskerne (10 g)*
1 Feige (9 g)*	100 g Scholle*	2 EL Kokosmehl (20 g)*
1 Trockenpflaume (8 g)*	50 g Tintenfische*	20 g Acai-Beeren Pulver*
2 Trockenaprikosen (11 g)*	100 g Meeresfrüchte*	6 Walnüsse (7 g)*
1 EL Ashwaganda Pulver (10 g)*	100 g Garnelenschwänze*	9 Mandeln (10 g)*
1 EL Maca Pulver (10 g)*	75 g Thunfisch im eigenen Saft*	18 Erdnüsse (10 g)*
1 TL Heidelbeeren Pulver (7 g)*	75 g Thunfisch*	20 Pistazien (10 g)*
1 EL Pinien Pollen Pulver(10 g)*	50 g Harzer Rolle*	3 Macadamia Nüsse(7 g)*
10 g Kurkuma Pulver*	100 g Magerquark*	3 Paranüsse(7 g)*
10 g Flohsamenschalen Pulver*	100 g Körniger Frischkäse fettarm*	6 Pekanüsse(7 g)*
10 g Gerstengras Pulver*	20 g Hanfprotein*	9 Haselnüsse (8 g)*
7 g Acerola Pulver*	20 g Sojaprotein*	9 Cashewkerne (10 g)*
8 g Matcha Pulver	20 g Erbsenprotein*	1 TL Erdnussbutter (10 g)*
100 g Porree*	20 g Spirulina Pulver*	1 EL Mandelmus (10 g)*
100 g Rucola*	13 g Gelatine*	1 EL Soja Lecithin (10 g)*
200 g Kopfsalat*		400 g Mandelmilch ungesüßt
200 g Eisbergsalat*		1 EL Kakaonibs (10 g)*
200 g Feldsalat*		30 g Joghurt Dressing
200 g Gurke*		30 g French Dressing
100 g Möhre*		1 EL Remoulade (10 g)*
100 g Tomate*		1 TL Mayonnaise (5 g)*
100 g Tomatensauce		50 g Senf Mittel-/scharf*
125 g Kohlrabi*		20 g Frischkäse Doppelrahm
150 g Champignons*		50 g Saure Sahne
150 g Chicorée*		15 g Bergkäse

100 g Paprika*		15 g Mozzarella
150 g Radieschen*		15 g Emmentaler
150 g Brokkoli*		20 g Feta
150 g Blumenkohl*		10 g Parmesan
150 g Rotkohl*		15 g Gouda 40 % Fett i.T.
150 g Aubergine*		20 g Gouda fettarm
150 g Spitzkohl*		20 g Edamer fettarm
150 g Rosenkohl*		15 g Blauschimmel
100 g Rote Beete*		15 g Camembert
50 g Rote Beete aus dem Glas*		15 g Ziegenkäse
200 g Spargel*		15 g Leberwurst*
50 g Lauchzwiebel*		10 g Teewurst
100 g Zwiebeln*		20 g Bockwurst
20 g Knoblauch frisch*		15 g Fleischwurst
50 g Ingwer frisch*		20 g Leberkäse
50 g Kidneybohnen (Konserve)		20 g Lyoner
50 g Kichererbsen (Konserve)		15 g Salami
50 g Mais (Konserve)		
10 g Maisgrieß (Trockenmasse)		
10 g Quinoa (Trockenmasse)*		
7 g Couscous (Trockenmasse)		
7 g Bulgur (Trockenmasse)		
10 g Hartweizengrieß (Trocken)		
10 g Linsen (Trockenmasse)		
7 g Reis (Trockenmasse)		
7 g Nudeln (Trockenmasse)		
30 g Kartoffeln*		
25 g Süßkartoffeln*		
25 g Weizenkleie*		
1 EL Weizenkeime (8 g)*		
10 g Haferflocken*		
1 Scheibe Knäckebrot (9 g)		
2 Scheiben Low Carb Fili (10 g)		
10 g Brot/Brötchen		
100 g Joghurt 1,5 % Fett		
100 g Joghurt 0,1 % Fett		
100 g Buttermilch		
250 g Kokosmilch		
100 g Mandelmilch		
50 g Hafermilch		
50 g Soja-Reismilch		
50 g Orangen-/Grapefruitsaft*		
50 g Apfelsaft*		
75 g Rote Beete Saft*		
30 g Roter Traubensaft*		
30 g Sanddornsaft*		
7 g Honig		
5 g Agavendicksaft		
6 g Ahornsirup		
9 g Marmelade		

25 g Balsamiko Essig		
50 g Meerrettich (ohne Sahne)*		

Deine Bausteinermittlung

Zielgewicht	Bausteine pro Tag	Bausteine pro Woche
50-60 kg	10	70
60-70 kg	11	77
70-80 kg	12	84
80-90 kg	14	98
90-100 kg	16	112

Alle Lebensmittel, die mit einem Sternchen * versehen sind, sollten bevorzugt verspeist werden, da sie hochwertiger sind und für den Körper eine qualitativ bessere Wahl darstellen. Damit Du verstehst wie die Tabelle funktioniert, hier ein paar Beispiele.

Du möchtest ein Frühstück mit 3 Gesamtbausteinen verzehren. Dafür suchst Du Dir aus jeder Spalte jeweils drei Bausteine raus. z.B. ½ Banane + ¼ Apfel (3 Kohlenhydratbausteine) + 200 g Magerquark + 20 g Hanfprotein (3 Eiweißbausteine) + 1 ½ TL Lebertran + 1 EL Haselnussmehl + 1 TL Erdnussbutter (3 Fettbausteine)

Oder Du machst Dir ein Mittagessen aus 4 Gesamtbausteinen. Du machst Dir einen Salat aus 100 g Rucola + 100 g Tomaten + 150 g Brokkoli + 100 g Möhre (4 Kohlenhydratbausteine) + 200 g Pute (4 Eiweißbausteine) + 60 g Joghurtdressing + 35 g Avocado + 1 TL Kokosöl zum Anbraten (4 Fettbausteine)

Vielleicht möchtest Du auch einen kleinen Snack für zwischen durch und Du machst Dir 200 g Körnigen Frischkäse fettarm (2 Eiweißbausteine) + 50 g Heidelbeeren + 1 klein geschnittenen Dattel (2 Kohlenhydratbausteine) + 1 EL Kokosraspeln + ½ EL Backkakao + ½ EL Kürbiskerne (2 Fettbausteine)

Du kannst in jede Richtung mit den Bausteinmengen spielen. Das heißt, Du kannst sowohl alle Bausteine einer Sorte mit nur einem Lebensmittel zusammen stellen (Eine ganze Banane = 4 Kohlenhydratbausteine) oder Du kannst Lebensmittel nur als halbe Bausteine nehmen und dadurch mehr Variation rein bringen (75 g Brokkoli oder 10 g Spirulina Pulver = jeweils ½ Baustein).Eine Mahlzeit setzt sich immer aus der gleichen Anzahl an Kohlenhydrat-, Eiweiß- und Fettbausteinen zusammen. Einzige Ausnahme sind die Sportbausteine, wo nur Eiweiß- und Kohlenhydratbausteine im Verhältnis 1:2 gegessen werden. Pro 30 min Sport hast Du Dir einen solchen Sportbaustein verdient. Du darfst ihn allerdings nur innerhalb von 60 Minuten nach dem Sport verzehren. Entweder alleine oder in Kombination mit normalen Bausteinen oder sogar in Form eines Cheat-Meals (10 Bausteine insgesamt).

Mein Tag

Datum	
Gewicht	

Brustumfang	Bauchumfang	Hüftumfang	Oberarmumfang	Oberschenkelumfang

Meine Aufgaben am Morgen	Ja	Nein
Ich lag mit einem Lächeln im Gesicht im Bett und habe mich auf den Tag gefreut		
Ich bin meinen Tag gedanklich mit positiven Gefühlen durchgegangen		
Ich habe mir ein konkretes Tagesziel gesetzt		
Ich bin mit den Worten „Das IST sowas von MEIN Tag" aufgestanden		
Ich habe mein Spiegelbild zufrieden begrüßt		
Ich habe eine gute Portion warmes Wasser getrunken		
Ich habe noch vor dem Frühstück ein paar Minuten Tageslicht genossen		
Ich habe vor dem Frühstück ein paar Minuten tief und bewusst geatmet		

Meine Aufgaben am Tag	Ja	Nein
Ich habe achtsam meine Mitmenschen wahr genommen		
Ich habe auch fremde Menschen freundlich angelächelt und gegrüßt		
Ich habe jemandem geholfen		
Ich habe jemandem aufrichtig zugehört		
Ich habe selbst nicht gute Dinge mit einem Lächeln beantwortet		
Ich habe nur positiv über andere Menschen gesprochen		
Ich habe jemandem ein Kompliment gemacht		
Ich habe jemanden zum Lachen gebracht		

Mein Resümee	Ja	Nein
Ich habe mein Tagesziel erreicht		
Ich war die tägliche Portion Sahne im Leben meiner Mitmenschen		
Ich bin dankbar für diesen wunderbaren Tag		
Ich hatte heute ein Cheat-Meal		
Ich habe heute wenig Zeit bei Facebook und Co. verbracht		
Ich habe wenig Blaulicht „konsumiert"		
Ich habe mich konsequent an meine Bausteine gehalten		
Ich habe keinen Alkohol getrunken		
Ich bin größtenteils barfuß/mit Barfußschuhen unterwegs gewesen		

Meine gegessenen Bausteine

Morgens	Vormittags	Mittags	Nachmittags	Abends
Summe der gegessenen Bausteine				

Meine verdienten Bausteine

Aktivität	**Bausteine**
Erreichte Schritte (Je 10.000 = 1 Baustein)	
Rauf gekletterte Etagen (Je 10 Etagen = 1 Baustein)	
Spaziergänge/Wanderungen in der Natur (Je 60 Minuten = 1 Baustein)	
Kältetraining in Minuten (Je 2 Minuten = 1 Baustein)	
Kniebeugen (Je 500 WH = 1 Baustein)	
Beinscherencrunches (Je 400 WH = 1 Baustein)	
Liegestützen (Je 300 WH = 1 Baustein)	
Beweglichkeitstraining (Je 15 Minuten = 1 Baustein)	
Summe der verdienten Bausteine	

Bausteintagesüberblick

Verdient (-)																										
Gegessen (+)																										

Tagesbausteinbilanz

Gegessene Bausteine	
Verdiente Bausteine	
Summe	
Meine Tagesbausteinmenge	
Eingesetzte Bausteine vom Bausteinkonto	
Differenz der Tagesbausteinmenge zur Summe	

Mein Tag

Datum	
Gewicht	
Baustein-Konto	

Meine Aufgaben am Morgen	**Ja**	**Nein**
Ich lag mit einem Lächeln im Gesicht im Bett und habe mich auf den Tag gefreut		
Ich bin meinen Tag gedanklich mit positiven Gefühlen durchgegangen		
Ich habe mir ein konkretes Tagesziel gesetzt		
Ich bin mit den Worten „Das IST sowas von MEIN Tag" aufgestanden		
Ich habe mein Spiegelbild zufrieden begrüßt		
Ich habe eine gute Portion warmes Wasser getrunken		
Ich habe noch vor dem Frühstück ein paar Minuten Tageslicht genossen		
Ich habe vor dem Frühstück ein paar Minuten tief und bewusst geatmet		

Meine Aufgaben am Tag	**Ja**	**Nein**
Ich habe achtsam meine Mitmenschen wahr genommen		
Ich habe auch fremde Menschen freundlich angelächelt und gegrüßt		
Ich habe jemandem geholfen		
Ich habe jemandem aufrichtig zugehört		
Ich habe selbst nicht gute Dinge mit einem Lächeln beantwortet		
Ich habe nur positiv über andere Menschen gesprochen		
Ich habe jemandem ein Kompliment gemacht		
Ich habe jemanden zum Lachen gebracht		

Mein Resümee	**Ja**	**Nein**
Ich habe mein Tagesziel erreicht		
Ich war die tägliche Portion Sahne im Leben meiner Mitmenschen		
Ich bin dankbar für diesen wunderbaren Tag		
Ich hatte heute ein Cheat-Meal		
Ich habe heute wenig Zeit bei Facebook und Co. verbracht		
Ich habe wenig Blaulicht „konsumiert"		
Ich habe mich konsequent an meine Bausteine gehalten		
Ich habe keinen Alkohol getrunken		
Ich bin größtenteils barfuß/mit Barfußschuhen unterwegs gewesen		

Meine gegessenen Bausteine

Morgens	Vormittags	Mittags	Nachmittags	Abends
Summe der gegessenen Bausteine				

Meine verdienten Bausteine

Aktivität	**Bausteine**
Erreichte Schritte (Je 10.000 = 1 Baustein)	
Rauf gekletterte Etagen (Je 10 Etagen = 1 Baustein)	
Spaziergänge/Wanderungen in der Natur (Je 60 Minuten = 1 Baustein)	
Kältetraining in Minuten (Je 2 Minuten = 1 Baustein)	
Kniebeugen (Je 500 WH = 1 Baustein)	
Beinscherencrunches (Je 400 WH = 1 Baustein)	
Liegestützen (Je 300 WH = 1 Baustein)	
Beweglichkeitstraining (Je 15 Minuten = 1 Baustein)	
Summe der verdienten Bausteine	

Bausteintagesüberblick

Verdient (-)																										
Gegessen (+)																										

Tagesbausteinbilanz

Gegessene Bausteine	
Verdiente Bausteine	
Summe	
Meine Tagesbausteinmenge	
Eingesetzte Bausteine vom Bausteinkonto	
Differenz der Tagesbausteinmenge zur Summe	

Mein Tag

Datum	
Gewicht	
Baustein-Konto	

Meine Aufgaben am Morgen	**Ja**	**Nein**
Ich lag mit einem Lächeln im Gesicht im Bett und habe mich auf den Tag gefreut		
Ich bin meinen Tag gedanklich mit positiven Gefühlen durchgegangen		
Ich habe mir ein konkretes Tagesziel gesetzt		
Ich bin mit den Worten „Das IST sowas von MEIN Tag" aufgestanden		
Ich habe mein Spiegelbild zufrieden begrüßt		
Ich habe eine gute Portion warmes Wasser getrunken		
Ich habe noch vor dem Frühstück ein paar Minuten Tageslicht genossen		
Ich habe vor dem Frühstück ein paar Minuten tief und bewusst geatmet		

Meine Aufgaben am Tag	**Ja**	**Nein**
Ich habe achtsam meine Mitmenschen wahr genommen		
Ich habe auch fremde Menschen freundlich angelächelt und gegrüßt		
Ich habe jemandem geholfen		
Ich habe jemandem aufrichtig zugehört		
Ich habe selbst nicht gute Dinge mit einem Lächeln beantwortet		
Ich habe nur positiv über andere Menschen gesprochen		
Ich habe jemandem ein Kompliment gemacht		
Ich habe jemanden zum Lachen gebracht		

Mein Resümee	**Ja**	**Nein**
Ich habe mein Tagesziel erreicht		
Ich war die tägliche Portion Sahne im Leben meiner Mitmenschen		
Ich bin dankbar für diesen wunderbaren Tag		
Ich hatte heute ein Cheat-Meal		
Ich habe heute wenig Zeit bei Facebook und Co. verbracht		
Ich habe wenig Blaulicht „konsumiert"		
Ich habe mich konsequent an meine Bausteine gehalten		
Ich habe keinen Alkohol getrunken		
Ich bin größtenteils barfuß/mit Barfußschuhen unterwegs gewesen		

Meine gegessenen Bausteine

Morgens	Vormittags	Mittags	Nachmittags	Abends
Summe der gegessenen Bausteine				

Meine verdienten Bausteine

Aktivität	**Bausteine**
Erreichte Schritte (Je 10.000 = 1 Baustein)	
Rauf gekletterte Etagen (Je 10 Etagen = 1 Baustein)	
Spaziergänge/Wanderungen in der Natur (Je 60 Minuten = 1 Baustein)	
Kältetraining in Minuten (Je 2 Minuten = 1 Baustein)	
Kniebeugen (Je 500 WH = 1 Baustein)	
Beinscherencrunches (Je 400 WH = 1 Baustein)	
Liegestützen (Je 300 WH = 1 Baustein)	
Beweglichkeitstraining (Je 15 Minuten = 1 Baustein)	
Summe der verdienten Bausteine	

Bausteintagesüberblick

Verdient (-)																										
Gegessen (+)																										

Tagesbausteinbilanz

Gegessene Bausteine	
Verdiente Bausteine	
Summe	
Meine Tagesbausteinmenge	
Eingesetzte Bausteine vom Bausteinkonto	
Differenz der Tagesbausteinmenge zur Summe	

Mein Tag

Datum	
Gewicht	
Baustein-Konto	

Meine Aufgaben am Morgen	**Ja**	**Nein**
Ich lag mit einem Lächeln im Gesicht im Bett und habe mich auf den Tag gefreut		
Ich bin meinen Tag gedanklich mit positiven Gefühlen durchgegangen		
Ich habe mir ein konkretes Tagesziel gesetzt		
Ich bin mit den Worten „Das IST sowas von MEIN Tag" aufgestanden		
Ich habe mein Spiegelbild zufrieden begrüßt		
Ich habe eine gute Portion warmes Wasser getrunken		
Ich habe noch vor dem Frühstück ein paar Minuten Tageslicht genossen		
Ich habe vor dem Frühstück ein paar Minuten tief und bewusst geatmet		

Meine Aufgaben am Tag	**Ja**	**Nein**
Ich habe achtsam meine Mitmenschen wahr genommen		
Ich habe auch fremde Menschen freundlich angelächelt und gegrüßt		
Ich habe jemandem geholfen		
Ich habe jemandem aufrichtig zugehört		
Ich habe selbst nicht gute Dinge mit einem Lächeln beantwortet		
Ich habe nur positiv über andere Menschen gesprochen		
Ich habe jemandem ein Kompliment gemacht		
Ich habe jemanden zum Lachen gebracht		

Mein Resümee	**Ja**	**Nein**
Ich habe mein Tagesziel erreicht		
Ich war die tägliche Portion Sahne im Leben meiner Mitmenschen		
Ich bin dankbar für diesen wunderbaren Tag		
Ich hatte heute ein Cheat-Meal		
Ich habe heute wenig Zeit bei Facebook und Co. verbracht		
Ich habe wenig Blaulicht „konsumiert"		
Ich habe mich konsequent an meine Bausteine gehalten		
Ich habe keinen Alkohol getrunken		
Ich bin größtenteils barfuß/mit Barfußschuhen unterwegs gewesen		

Meine gegessenen Bausteine

Morgens	Vormittags	Mittags	Nachmittags	Abends
Summe der gegessenen Bausteine				

Meine verdienten Bausteine

Aktivität	**Bausteine**
Erreichte Schritte (Je 10.000 = 1 Baustein)	
Rauf gekletterte Etagen (Je 10 Etagen = 1 Baustein)	
Spaziergänge/Wanderungen in der Natur (Je 60 Minuten = 1 Baustein)	
Kältetraining in Minuten (Je 2 Minuten = 1 Baustein)	
Kniebeugen (Je 500 WH = 1 Baustein)	
Beinscherencrunches (Je 400 WH = 1 Baustein)	
Liegestützen (Je 300 WH = 1 Baustein)	
Beweglichkeitstraining (Je 15 Minuten = 1 Baustein)	
Summe der verdienten Bausteine	

Bausteintagesüberblick

Verdient (-)																										
Gegessen (+)																										

Tagesbausteinbilanz

Gegessene Bausteine	
Verdiente Bausteine	
Summe	
Meine Tagesbausteinmenge	
Eingesetzte Bausteine vom Bausteinkonto	
Differenz der Tagesbausteinmenge zur Summe	

Mein Tag

Datum	
Gewicht	
Baustein-Konto	

Meine Aufgaben am Morgen	**Ja**	**Nein**
Ich lag mit einem Lächeln im Gesicht im Bett und habe mich auf den Tag gefreut		
Ich bin meinen Tag gedanklich mit positiven Gefühlen durchgegangen		
Ich habe mir ein konkretes Tagesziel gesetzt		
Ich bin mit den Worten „Das IST sowas von MEIN Tag“ aufgestanden		
Ich habe mein Spiegelbild zufrieden begrüßt		
Ich habe eine gute Portion warmes Wasser getrunken		
Ich habe noch vor dem Frühstück ein paar Minuten Tageslicht genossen		
Ich habe vor dem Frühstück ein paar Minuten tief und bewusst geatmet		

Meine Aufgaben am Tag	**Ja**	**Nein**
Ich habe achtsam meine Mitmenschen wahr genommen		
Ich habe auch fremde Menschen freundlich angelächelt und gegrüßt		
Ich habe jemandem geholfen		
Ich habe jemandem aufrichtig zugehört		
Ich habe selbst nicht gute Dinge mit einem Lächeln beantwortet		
Ich habe nur positiv über andere Menschen gesprochen		
Ich habe jemandem ein Kompliment gemacht		
Ich habe jemanden zum Lachen gebracht		

Mein Resümee	**Ja**	**Nein**
Ich habe mein Tagesziel erreicht		
Ich war die tägliche Portion Sahne im Leben meiner Mitmenschen		
Ich bin dankbar für diesen wunderbaren Tag		
Ich hatte heute ein Cheat-Meal		
Ich habe heute wenig Zeit bei Facebook und Co. verbracht		
Ich habe wenig Blaulicht „konsumiert“		
Ich habe mich konsequent an meine Bausteine gehalten		
Ich habe keinen Alkohol getrunken		
Ich bin größtenteils barfuß/mit Barfußschuhen unterwegs gewesen		

Meine gegessenen Bausteine

Morgens	Vormittags	Mittags	Nachmittags	Abends
Summe der gegessenen Bausteine				

Meine verdienten Bausteine

Aktivität	**Bausteine**
Erreichte Schritte (Je 10.000 = 1 Baustein)	
Rauf gekletterte Etagen (Je 10 Etagen = 1 Baustein)	
Spaziergänge/Wanderungen in der Natur (Je 60 Minuten = 1 Baustein)	
Kältetraining in Minuten (Je 2 Minuten = 1 Baustein)	
Kniebeugen (Je 500 WH = 1 Baustein)	
Beinscherencrunches (Je 400 WH = 1 Baustein)	
Liegestützen (Je 300 WH = 1 Baustein)	
Beweglichkeitstraining (Je 15 Minuten = 1 Baustein)	
Summe der verdienten Bausteine	

Bausteintagesüberblick

Verdient (-)																									
Gegessen (+)																									

Tagesbausteinbilanz

Gegessene Bausteine	
Verdiente Bausteine	
Summe	
Meine Tagesbausteinmenge	
Eingesetzte Bausteine vom Bausteinkonto	
Differenz der Tagesbausteinmenge zur Summe	

Mein Tag

Datum	
Gewicht	
Baustein-Konto	

Meine Aufgaben am Morgen	**Ja**	**Nein**
Ich lag mit einem Lächeln im Gesicht im Bett und habe mich auf den Tag gefreut		
Ich bin meinen Tag gedanklich mit positiven Gefühlen durchgegangen		
Ich habe mir ein konkretes Tagesziel gesetzt		
Ich bin mit den Worten „Das IST sowas von MEIN Tag“ aufgestanden		
Ich habe mein Spiegelbild zufrieden begrüßt		
Ich habe eine gute Portion warmes Wasser getrunken		
Ich habe noch vor dem Frühstück ein paar Minuten Tageslicht genossen		
Ich habe vor dem Frühstück ein paar Minuten tief und bewusst geatmet		

Meine Aufgaben am Tag	**Ja**	**Nein**
Ich habe achtsam meine Mitmenschen wahr genommen		
Ich habe auch fremde Menschen freundlich angelächelt und gegrüßt		
Ich habe jemandem geholfen		
Ich habe jemandem aufrichtig zugehört		
Ich habe selbst nicht gute Dinge mit einem Lächeln beantwortet		
Ich habe nur positiv über andere Menschen gesprochen		
Ich habe jemandem ein Kompliment gemacht		
Ich habe jemanden zum Lachen gebracht		

Mein Resümee	**Ja**	**Nein**
Ich habe mein Tagesziel erreicht		
Ich war die tägliche Portion Sahne im Leben meiner Mitmenschen		
Ich bin dankbar für diesen wunderbaren Tag		
Ich hatte heute ein Cheat-Meal		
Ich habe heute wenig Zeit bei Facebook und Co. verbracht		
Ich habe wenig Blaulicht „konsumiert“		
Ich habe mich konsequent an meine Bausteine gehalten		
Ich habe keinen Alkohol getrunken		
Ich bin größtenteils barfuß/mit Barfußschuhen unterwegs gewesen		

Meine gegessenen Bausteine

Morgens	Vormittags	Mittags	Nachmittags	Abends
Summe der gegessenen Bausteine				

Meine verdienten Bausteine

Aktivität	**Bausteine**
Erreichte Schritte (Je 10.000 = 1 Baustein)	
Rauf gekletterte Etagen (Je 10 Etagen = 1 Baustein)	
Spaziergänge/Wanderungen in der Natur (Je 60 Minuten = 1 Baustein)	
Kältetraining in Minuten (Je 2 Minuten = 1 Baustein)	
Kniebeugen (Je 500 WH = 1 Baustein)	
Beinscherencrunches (Je 400 WH = 1 Baustein)	
Liegestützen (Je 300 WH = 1 Baustein)	
Beweglichkeitstraining (Je 15 Minuten = 1 Baustein)	
Summe der verdienten Bausteine	

Bausteintagesüberblick

Verdient (-)																										
Gegessen (+)																										

Tagesbausteinbilanz

Gegessene Bausteine	
Verdiente Bausteine	
Summe	
Meine Tagesbausteinmenge	
Eingesetzte Bausteine vom Bausteinkonto	
Differenz der Tagesbausteinmenge zur Summe	

Mein Tag

Datum	
Gewicht	
Baustein-Konto	

Meine Aufgaben am Morgen	**Ja**	**Nein**
Ich lag mit einem Lächeln im Gesicht im Bett und habe mich auf den Tag gefreut		
Ich bin meinen Tag gedanklich mit positiven Gefühlen durchgegangen		
Ich habe mir ein konkretes Tagesziel gesetzt		
Ich bin mit den Worten „Das IST sowas von MEIN Tag" aufgestanden		
Ich habe mein Spiegelbild zufrieden begrüßt		
Ich habe eine gute Portion warmes Wasser getrunken		
Ich habe noch vor dem Frühstück ein paar Minuten Tageslicht genossen		
Ich habe vor dem Frühstück ein paar Minuten tief und bewusst geatmet		

Meine Aufgaben am Tag	**Ja**	**Nein**
Ich habe achtsam meine Mitmenschen wahr genommen		
Ich habe auch fremde Menschen freundlich angelächelt und gegrüßt		
Ich habe jemandem geholfen		
Ich habe jemandem aufrichtig zugehört		
Ich habe selbst nicht gute Dinge mit einem Lächeln beantwortet		
Ich habe nur positiv über andere Menschen gesprochen		
Ich habe jemandem ein Kompliment gemacht		
Ich habe jemanden zum Lachen gebracht		

Mein Resümee	**Ja**	**Nein**
Ich habe mein Tagesziel erreicht		
Ich war die tägliche Portion Sahne im Leben meiner Mitmenschen		
Ich bin dankbar für diesen wunderbaren Tag		
Ich hatte heute ein Cheat-Meal		
Ich habe heute wenig Zeit bei Facebook und Co. verbracht		
Ich habe wenig Blaulicht „konsumiert"		
Ich habe mich konsequent an meine Bausteine gehalten		
Ich habe keinen Alkohol getrunken		
Ich bin größtenteils barfuß/mit Barfußschuhen unterwegs gewesen		

Meine gegessenen Bausteine

Morgens	Vormittags	Mittags	Nachmittags	Abends
Summe der gegessenen Bausteine				

Meine verdienten Bausteine

Aktivität	**Bausteine**
Erreichte Schritte (Je 10.000 = 1 Baustein)	
Rauf gekletterte Etagen (Je 10 Etagen = 1 Baustein)	
Spaziergänge/Wanderungen in der Natur (Je 60 Minuten = 1 Baustein)	
Kältetraining in Minuten (Je 2 Minuten = 1 Baustein)	
Kniebeugen (Je 500 WH = 1 Baustein)	
Beinscherencrunches (Je 400 WH = 1 Baustein)	
Liegestützen (Je 300 WH = 1 Baustein)	
Beweglichkeitstraining (Je 15 Minuten = 1 Baustein)	
Summe der verdienten Bausteine	

Bausteintagesüberblick

Verdient (-)																										
Gegessen (+)																										

Tagesbausteinbilanz

Gegessene Bausteine	
Verdiente Bausteine	
Summe	
Meine Tagesbausteinmenge	
Eingesetzte Bausteine vom Bausteinkonto	
Differenz der Tagesbausteinmenge zur Summe	

Verdiente Wochenbausteine

Grund	**Ja**	**Nein**
Absolviertes Wochentraining (1 Baustein)		
Ich war die ganze Woche non Stopp „Sahne“ (1 Baustein)		

Mein Tag

Datum	
Gewicht	

Meine Aufgaben am Morgen	**Ja**	**Nein**
Ich lag mit einem Lächeln im Gesicht im Bett und habe mich auf den Tag gefreut		
Ich bin meinen Tag gedanklich mit positiven Gefühlen durchgegangen		
Ich habe mir ein konkretes Tagesziel gesetzt		
Ich bin mit den Worten „Das IST sowas von MEIN Tag“ aufgestanden		
Ich habe mein Spiegelbild zufrieden begrüßt		
Ich habe eine gute Portion warmes Wasser getrunken		
Ich habe noch vor dem Frühstück ein paar Minuten Tageslicht genossen		
Ich habe vor dem Frühstück ein paar Minuten tief und bewusst geatmet		

Meine Aufgaben am Tag	**Ja**	**Nein**
Ich habe achtsam meine Mitmenschen wahr genommen		
Ich habe auch fremde Menschen freundlich angelächelt und gegrüßt		
Ich habe jemandem geholfen		
Ich habe jemandem aufrichtig zugehört		
Ich habe selbst nicht gute Dinge mit einem Lächeln beantwortet		
Ich habe nur positiv über andere Menschen gesprochen		
Ich habe jemandem ein Kompliment gemacht		
Ich habe jemanden zum Lachen gebracht		

Mein Resümee	**Ja**	**Nein**
Ich habe mein Tagesziel erreicht		
Ich war die tägliche Portion Sahne im Leben meiner Mitmenschen		
Ich bin dankbar für diesen wunderbaren Tag		
Ich hatte heute ein Cheat-Meal		
Ich habe heute wenig Zeit bei Facebook und Co. verbracht		
Ich habe wenig Blaulicht „konsumiert“		
Ich habe mich konsequent an meine Bausteine gehalten		
Ich habe keinen Alkohol getrunken		
Ich bin größtenteils barfuß/mit Barfußschuhen unterwegs gewesen		

Meine gegessenen Bausteine

Morgens	Vormittags	Mittags	Nachmittags	Abends
Summe der gegessenen Bausteine				

Meine verdienten Bausteine

Aktivität	**Bausteine**
Erreichte Schritte (Je 10.000 = 1 Baustein)	
Rauf gekletterte Etagen (Je 10 Etagen = 1 Baustein)	
Spaziergänge/Wanderungen in der Natur (Je 60 Minuten = 1 Baustein)	
Kältetraining in Minuten (Je 2 Minuten = 1 Baustein)	
Kniebeugen (Je 500 WH = 1 Baustein)	
Beinscherencrunches (Je 400 WH = 1 Baustein)	
Liegestützen (Je 300 WH = 1 Baustein)	
Beweglichkeitstraining (Je 15 Minuten = 1 Baustein)	
Summe der verdienten Bausteine	

Bausteintagesüberblick

Verdient (-)																										
Gegessen (+)																										

Tagesbausteinbilanz

Gegessene Bausteine	
Verdiente Bausteine	
Summe	
Meine Tagesbausteinmenge	
Eingesetzte Bausteine vom Bausteinkonto	
Differenz der Tagesbausteinmenge zur Summe	

Mein Tag

Datum	
Gewicht	
Baustein-Konto	

Meine Aufgaben am Morgen	**Ja**	**Nein**
Ich lag mit einem Lächeln im Gesicht im Bett und habe mich auf den Tag gefreut		
Ich bin meinen Tag gedanklich mit positiven Gefühlen durchgegangen		
Ich habe mir ein konkretes Tagesziel gesetzt		
Ich bin mit den Worten „Das IST sowas von MEIN Tag" aufgestanden		
Ich habe mein Spiegelbild zufrieden begrüßt		
Ich habe eine gute Portion warmes Wasser getrunken		
Ich habe noch vor dem Frühstück ein paar Minuten Tageslicht genossen		
Ich habe vor dem Frühstück ein paar Minuten tief und bewusst geatmet		

Meine Aufgaben am Tag	**Ja**	**Nein**
Ich habe achtsam meine Mitmenschen wahr genommen		
Ich habe auch fremde Menschen freundlich angelächelt und gegrüßt		
Ich habe jemandem geholfen		
Ich habe jemandem aufrichtig zugehört		
Ich habe selbst nicht gute Dinge mit einem Lächeln beantwortet		
Ich habe nur positiv über andere Menschen gesprochen		
Ich habe jemandem ein Kompliment gemacht		
Ich habe jemanden zum Lachen gebracht		

Mein Resümee	**Ja**	**Nein**
Ich habe mein Tagesziel erreicht		
Ich war die tägliche Portion Sahne im Leben meiner Mitmenschen		
Ich bin dankbar für diesen wunderbaren Tag		
Ich hatte heute ein Cheat-Meal		
Ich habe heute wenig Zeit bei Facebook und Co. verbracht		
Ich habe wenig Blaulicht „konsumiert"		
Ich habe mich konsequent an meine Bausteine gehalten		
Ich habe keinen Alkohol getrunken		
Ich bin größtenteils barfuß/mit Barfußschuhen unterwegs gewesen		

Meine gegessenen Bausteine

Morgens	Vormittags	Mittags	Nachmittags	Abends
Summe der gegessenen Bausteine				

Meine verdienten Bausteine

Aktivität	**Bausteine**
Erreichte Schritte (Je 10.000 = 1 Baustein)	
Rauf gekletterte Etagen (Je 10 Etagen = 1 Baustein)	
Spaziergänge/Wanderungen in der Natur (Je 60 Minuten = 1 Baustein)	
Kältetraining in Minuten (Je 2 Minuten = 1 Baustein)	
Kniebeugen (Je 500 WH = 1 Baustein)	
Beinscherencrunches (Je 400 WH = 1 Baustein)	
Liegestützen (Je 300 WH = 1 Baustein)	
Beweglichkeitstraining (Je 15 Minuten = 1 Baustein)	
Summe der verdienten Bausteine	

Bausteintagesüberblick

Verdient (-)																										
Gegessen (+)																										

Tagesbausteinbilanz

Gegessene Bausteine	
Verdiente Bausteine	
Summe	
Meine Tagesbausteinmenge	
Eingesetzte Bausteine vom Bausteinkonto	
Differenz der Tagesbausteinmenge zur Summe	

Mein Tag

Datum	
Gewicht	
Baustein-Konto	

Meine Aufgaben am Morgen	**Ja**	**Nein**
Ich lag mit einem Lächeln im Gesicht im Bett und habe mich auf den Tag gefreut		
Ich bin meinen Tag gedanklich mit positiven Gefühlen durchgegangen		
Ich habe mir ein konkretes Tagesziel gesetzt		
Ich bin mit den Worten „Das IST sowas von MEIN Tag“ aufgestanden		
Ich habe mein Spiegelbild zufrieden begrüßt		
Ich habe eine gute Portion warmes Wasser getrunken		
Ich habe noch vor dem Frühstück ein paar Minuten Tageslicht genossen		
Ich habe vor dem Frühstück ein paar Minuten tief und bewusst geatmet		

Meine Aufgaben am Tag	**Ja**	**Nein**
Ich habe achtsam meine Mitmenschen wahr genommen		
Ich habe auch fremde Menschen freundlich angelächelt und gegrüßt		
Ich habe jemandem geholfen		
Ich habe jemandem aufrichtig zugehört		
Ich habe selbst nicht gute Dinge mit einem Lächeln beantwortet		
Ich habe nur positiv über andere Menschen gesprochen		
Ich habe jemandem ein Kompliment gemacht		
Ich habe jemanden zum Lachen gebracht		

Mein Resümee	**Ja**	**Nein**
Ich habe mein Tagesziel erreicht		
Ich war die tägliche Portion Sahne im Leben meiner Mitmenschen		
Ich bin dankbar für diesen wunderbaren Tag		
Ich hatte heute ein Cheat-Meal		
Ich habe heute wenig Zeit bei Facebook und Co. verbracht		
Ich habe wenig Blaulicht „konsumiert“		
Ich habe mich konsequent an meine Bausteine gehalten		
Ich habe keinen Alkohol getrunken		
Ich bin größtenteils barfuß/mit Barfußschuhen unterwegs gewesen		

Meine gegessenen Bausteine

Morgens	Vormittags	Mittags	Nachmittags	Abends
Summe der gegessenen Bausteine				

Meine verdienten Bausteine

Aktivität	**Bausteine**
Erreichte Schritte (Je 10.000 = 1 Baustein)	
Rauf gekletterte Etagen (Je 10 Etagen = 1 Baustein)	
Spaziergänge/Wanderungen in der Natur (Je 60 Minuten = 1 Baustein)	
Kältetraining in Minuten (Je 2 Minuten = 1 Baustein)	
Kniebeugen (Je 500 WH = 1 Baustein)	
Beinscherencrunches (Je 400 WH = 1 Baustein)	
Liegestützen (Je 300 WH = 1 Baustein)	
Beweglichkeitstraining (Je 15 Minuten = 1 Baustein)	
Summe der verdienten Bausteine	

Bausteintagesüberblick

Verdient (-)																										
Gegessen (+)																										

Tagesbausteinbilanz

Gegessene Bausteine	
Verdiente Bausteine	
Summe	
Meine Tagesbausteinmenge	
Eingesetzte Bausteine vom Bausteinkonto	
Differenz der Tagesbausteinmenge zur Summe	

Mein Tag

Datum	
Gewicht	
Baustein-Konto	

Meine Aufgaben am Morgen	**Ja**	**Nein**
Ich lag mit einem Lächeln im Gesicht im Bett und habe mich auf den Tag gefreut		
Ich bin meinen Tag gedanklich mit positiven Gefühlen durchgegangen		
Ich habe mir ein konkretes Tagesziel gesetzt		
Ich bin mit den Worten „Das IST sowas von MEIN Tag“ aufgestanden		
Ich habe mein Spiegelbild zufrieden begrüßt		
Ich habe eine gute Portion warmes Wasser getrunken		
Ich habe noch vor dem Frühstück ein paar Minuten Tageslicht genossen		
Ich habe vor dem Frühstück ein paar Minuten tief und bewusst geatmet		

Meine Aufgaben am Tag	**Ja**	**Nein**
Ich habe achtsam meine Mitmenschen wahr genommen		
Ich habe auch fremde Menschen freundlich angelächelt und gegrüßt		
Ich habe jemandem geholfen		
Ich habe jemandem aufrichtig zugehört		
Ich habe selbst nicht gute Dinge mit einem Lächeln beantwortet		
Ich habe nur positiv über andere Menschen gesprochen		
Ich habe jemandem ein Kompliment gemacht		
Ich habe jemanden zum Lachen gebracht		

Mein Resümee	**Ja**	**Nein**
Ich habe mein Tagesziel erreicht		
Ich war die tägliche Portion Sahne im Leben meiner Mitmenschen		
Ich bin dankbar für diesen wunderbaren Tag		
Ich hatte heute ein Cheat-Meal		
Ich habe heute wenig Zeit bei Facebook und Co. verbracht		
Ich habe wenig Blaulicht „konsumiert“		
Ich habe mich konsequent an meine Bausteine gehalten		
Ich habe keinen Alkohol getrunken		
Ich bin größtenteils barfuß/mit Barfußschuhen unterwegs gewesen		

Meine gegessenen Bausteine

Morgens	Vormittags	Mittags	Nachmittags	Abends
Summe der gegessenen Bausteine				

Meine verdienten Bausteine

Aktivität	**Bausteine**
Erreichte Schritte (Je 10.000 = 1 Baustein)	
Rauf gekletterte Etagen (Je 10 Etagen = 1 Baustein)	
Spaziergänge/Wanderungen in der Natur (Je 60 Minuten = 1 Baustein)	
Kältetraining in Minuten (Je 2 Minuten = 1 Baustein)	
Kniebeugen (Je 500 WH = 1 Baustein)	
Beinscherencrunches (Je 400 WH = 1 Baustein)	
Liegestützen (Je 300 WH = 1 Baustein)	
Beweglichkeitstraining (Je 15 Minuten = 1 Baustein)	
Summe der verdienten Bausteine	

Bausteintagesüberblick

Verdient (-)																										
Gegessen (+)																										

Tagesbausteinbilanz

Gegessene Bausteine	
Verdiente Bausteine	
Summe	
Meine Tagesbausteinmenge	
Eingesetzte Bausteine vom Bausteinkonto	
Differenz der Tagesbausteinmenge zur Summe	

Mein Tag

Datum	
Gewicht	
Baustein-Konto	

Meine Aufgaben am Morgen	**Ja**	**Nein**
Ich lag mit einem Lächeln im Gesicht im Bett und habe mich auf den Tag gefreut		
Ich bin meinen Tag gedanklich mit positiven Gefühlen durchgegangen		
Ich habe mir ein konkretes Tagesziel gesetzt		
Ich bin mit den Worten „Das IST sowas von MEIN Tag“ aufgestanden		
Ich habe mein Spiegelbild zufrieden begrüßt		
Ich habe eine gute Portion warmes Wasser getrunken		
Ich habe noch vor dem Frühstück ein paar Minuten Tageslicht genossen		
Ich habe vor dem Frühstück ein paar Minuten tief und bewusst geatmet		

Meine Aufgaben am Tag	**Ja**	**Nein**
Ich habe achtsam meine Mitmenschen wahr genommen		
Ich habe auch fremde Menschen freundlich angelächelt und gegrüßt		
Ich habe jemandem geholfen		
Ich habe jemandem aufrichtig zugehört		
Ich habe selbst nicht gute Dinge mit einem Lächeln beantwortet		
Ich habe nur positiv über andere Menschen gesprochen		
Ich habe jemandem ein Kompliment gemacht		
Ich habe jemanden zum Lachen gebracht		

Mein Resümee	**Ja**	**Nein**
Ich habe mein Tagesziel erreicht		
Ich war die tägliche Portion Sahne im Leben meiner Mitmenschen		
Ich bin dankbar für diesen wunderbaren Tag		
Ich hatte heute ein Cheat-Meal		
Ich habe heute wenig Zeit bei Facebook und Co. verbracht		
Ich habe wenig Blaulicht „konsumiert“		
Ich habe mich konsequent an meine Bausteine gehalten		
Ich habe keinen Alkohol getrunken		
Ich bin größtenteils barfuß/mit Barfußschuhen unterwegs gewesen		

Meine gegessenen Bausteine

Morgens	Vormittags	Mittags	Nachmittags	Abends
Summe der gegessenen Bausteine				

Meine verdienten Bausteine

Aktivität	**Bausteine**
Erreichte Schritte (Je 10.000 = 1 Baustein)	
Rauf gekletterte Etagen (Je 10 Etagen = 1 Baustein)	
Spaziergänge/Wanderungen in der Natur (Je 60 Minuten = 1 Baustein)	
Kältetraining in Minuten (Je 2 Minuten = 1 Baustein)	
Kniebeugen (Je 500 WH = 1 Baustein)	
Beinscherencrunches (Je 400 WH = 1 Baustein)	
Liegestützen (Je 300 WH = 1 Baustein)	
Beweglichkeitstraining (Je 15 Minuten = 1 Baustein)	
Summe der verdienten Bausteine	

Bausteintagesüberblick

Verdient (-)																										
Gegessen (+)																										

Tagesbausteinbilanz

Gegessene Bausteine	
Verdiente Bausteine	
Summe	
Meine Tagesbausteinmenge	
Eingesetzte Bausteine vom Bausteinkonto	
Differenz der Tagesbausteinmenge zur Summe	

Mein Tag

Datum	
Gewicht	
Baustein-Konto	

Meine Aufgaben am Morgen	**Ja**	**Nein**
Ich lag mit einem Lächeln im Gesicht im Bett und habe mich auf den Tag gefreut		
Ich bin meinen Tag gedanklich mit positiven Gefühlen durchgegangen		
Ich habe mir ein konkretes Tagesziel gesetzt		
Ich bin mit den Worten „Das IST sowas von MEIN Tag“ aufgestanden		
Ich habe mein Spiegelbild zufrieden begrüßt		
Ich habe eine gute Portion warmes Wasser getrunken		
Ich habe noch vor dem Frühstück ein paar Minuten Tageslicht genossen		
Ich habe vor dem Frühstück ein paar Minuten tief und bewusst geatmet		

Meine Aufgaben am Tag	**Ja**	**Nein**
Ich habe achtsam meine Mitmenschen wahr genommen		
Ich habe auch fremde Menschen freundlich angelächelt und gegrüßt		
Ich habe jemandem geholfen		
Ich habe jemandem aufrichtig zugehört		
Ich habe selbst nicht gute Dinge mit einem Lächeln beantwortet		
Ich habe nur positiv über andere Menschen gesprochen		
Ich habe jemandem ein Kompliment gemacht		
Ich habe jemanden zum Lachen gebracht		

Mein Resümee	**Ja**	**Nein**
Ich habe mein Tagesziel erreicht		
Ich war die tägliche Portion Sahne im Leben meiner Mitmenschen		
Ich bin dankbar für diesen wunderbaren Tag		
Ich hatte heute ein Cheat-Meal		
Ich habe heute wenig Zeit bei Facebook und Co. verbracht		
Ich habe wenig Blaulicht „konsumiert“		
Ich habe mich konsequent an meine Bausteine gehalten		
Ich habe keinen Alkohol getrunken		
Ich bin größtenteils barfuß/mit Barfußschuhen unterwegs gewesen		

Meine gegessenen Bausteine

Morgens	Vormittags	Mittags	Nachmittags	Abends
Summe der gegessenen Bausteine				

Meine verdienten Bausteine

Aktivität	**Bausteine**
Erreichte Schritte (Je 10.000 = 1 Baustein)	
Rauf gekletterte Etagen (Je 10 Etagen = 1 Baustein)	
Spaziergänge/Wanderungen in der Natur (Je 60 Minuten = 1 Baustein)	
Kältetraining in Minuten (Je 2 Minuten = 1 Baustein)	
Kniebeugen (Je 500 WH = 1 Baustein)	
Beinscherencrunches (Je 400 WH = 1 Baustein)	
Liegestützen (Je 300 WH = 1 Baustein)	
Beweglichkeitstraining (Je 15 Minuten = 1 Baustein)	
Summe der verdienten Bausteine	

Bausteintagesüberblick

Verdient (-)																										
Gegessen (+)																										

Tagesbausteinbilanz

Gegessene Bausteine	
Verdiente Bausteine	
Summe	
Meine Tagesbausteinmenge	
Eingesetzte Bausteine vom Bausteinkonto	
Differenz der Tagesbausteinmenge zur Summe	

Mein Tag

Datum	
Gewicht	
Baustein-Konto	

Meine Aufgaben am Morgen	**Ja**	**Nein**
Ich lag mit einem Lächeln im Gesicht im Bett und habe mich auf den Tag gefreut		
Ich bin meinen Tag gedanklich mit positiven Gefühlen durchgegangen		
Ich habe mir ein konkretes Tagesziel gesetzt		
Ich bin mit den Worten „Das IST sowas von MEIN Tag“ aufgestanden		
Ich habe mein Spiegelbild zufrieden begrüßt		
Ich habe eine gute Portion warmes Wasser getrunken		
Ich habe noch vor dem Frühstück ein paar Minuten Tageslicht genossen		
Ich habe vor dem Frühstück ein paar Minuten tief und bewusst geatmet		

Meine Aufgaben am Tag	**Ja**	**Nein**
Ich habe achtsam meine Mitmenschen wahr genommen		
Ich habe auch fremde Menschen freundlich angelächelt und gegrüßt		
Ich habe jemandem geholfen		
Ich habe jemandem aufrichtig zugehört		
Ich habe selbst nicht gute Dinge mit einem Lächeln beantwortet		
Ich habe nur positiv über andere Menschen gesprochen		
Ich habe jemandem ein Kompliment gemacht		
Ich habe jemanden zum Lachen gebracht		

Mein Resümee	**Ja**	**Nein**
Ich habe mein Tagesziel erreicht		
Ich war die tägliche Portion Sahne im Leben meiner Mitmenschen		
Ich bin dankbar für diesen wunderbaren Tag		
Ich hatte heute ein Cheat-Meal		
Ich habe heute wenig Zeit bei Facebook und Co. verbracht		
Ich habe wenig Blaulicht „konsumiert“		
Ich habe mich konsequent an meine Bausteine gehalten		
Ich habe keinen Alkohol getrunken		
Ich bin größtenteils barfuß/mit Barfußschuhen unterwegs gewesen		

Meine gegessenen Bausteine

Morgens	Vormittags	Mittags	Nachmittags	Abends
Summe der gegessenen Bausteine				

Meine verdienten Bausteine

Aktivität	**Bausteine**
Erreichte Schritte (Je 10.000 = 1 Baustein)	
Rauf gekletterte Etagen (Je 10 Etagen = 1 Baustein)	
Spaziergänge/Wanderungen in der Natur (Je 60 Minuten = 1 Baustein)	
Kältetraining in Minuten (Je 2 Minuten = 1 Baustein)	
Kniebeugen (Je 500 WH = 1 Baustein)	
Beinscherencrunches (Je 400 WH = 1 Baustein)	
Liegestützen (Je 300 WH = 1 Baustein)	
Beweglichkeitstraining (Je 15 Minuten = 1 Baustein)	
Summe der verdienten Bausteine	

Bausteintagesüberblick

Verdient (-)																										
Gegessen (+)																										

Tagesbausteinbilanz

Gegessene Bausteine	
Verdiente Bausteine	
Summe	
Meine Tagesbausteinmenge	
Eingesetzte Bausteine vom Bausteinkonto	
Differenz der Tagesbausteinmenge zur Summe	

Verdiente Wochenbausteine

Grund	**Ja**	**Nein**
Absolviertes Wochentraining (1 Baustein)		
Ich war die ganze Woche non Stopp „Sahne" (1 Baustein)		

Mein Tag

Datum	
Gewicht	

Meine Aufgaben am Morgen	**Ja**	**Nein**
Ich lag mit einem Lächeln im Gesicht im Bett und habe mich auf den Tag gefreut		
Ich bin meinen Tag gedanklich mit positiven Gefühlen durchgegangen		
Ich habe mir ein konkretes Tagesziel gesetzt		
Ich bin mit den Worten „Das IST sowas von MEIN Tag" aufgestanden		
Ich habe mein Spiegelbild zufrieden begrüßt		
Ich habe eine gute Portion warmes Wasser getrunken		
Ich habe noch vor dem Frühstück ein paar Minuten Tageslicht genossen		
Ich habe vor dem Frühstück ein paar Minuten tief und bewusst geatmet		

Meine Aufgaben am Tag	**Ja**	**Nein**
Ich habe achtsam meine Mitmenschen wahr genommen		
Ich habe auch fremde Menschen freundlich angelächelt und gegrüßt		
Ich habe jemandem geholfen		
Ich habe jemandem aufrichtig zugehört		
Ich habe selbst nicht gute Dinge mit einem Lächeln beantwortet		
Ich habe nur positiv über andere Menschen gesprochen		
Ich habe jemandem ein Kompliment gemacht		
Ich habe jemanden zum Lachen gebracht		

Mein Resümee	**Ja**	**Nein**
Ich habe mein Tagesziel erreicht		
Ich war die tägliche Portion Sahne im Leben meiner Mitmenschen		
Ich bin dankbar für diesen wunderbaren Tag		
Ich hatte heute ein Cheat-Meal		
Ich habe heute wenig Zeit bei Facebook und Co. verbracht		
Ich habe wenig Blaulicht „konsumiert"		
Ich habe mich konsequent an meine Bausteine gehalten		
Ich habe keinen Alkohol getrunken		
Ich bin größtenteils barfuß/mit Barfußschuhen unterwegs gewesen		

Meine gegessenen Bausteine

Morgens	Vormittags	Mittags	Nachmittags	Abends
Summe der gegessenen Bausteine				

Meine verdienten Bausteine

Aktivität	**Bausteine**
Erreichte Schritte (Je 10.000 = 1 Baustein)	
Rauf gekletterte Etagen (Je 10 Etagen = 1 Baustein)	
Spaziergänge/Wanderungen in der Natur (Je 60 Minuten = 1 Baustein)	
Kältetraining in Minuten (Je 2 Minuten = 1 Baustein)	
Kniebeugen (Je 500 WH = 1 Baustein)	
Beinscherencrunches (Je 400 WH = 1 Baustein)	
Liegestützen (Je 300 WH = 1 Baustein)	
Beweglichkeitstraining (Je 15 Minuten = 1 Baustein)	
Summe der verdienten Bausteine	

Bausteintagesüberblick

Verdient (-)																										
Gegessen (+)																										

Tagesbausteinbilanz

Gegessene Bausteine	
Verdiente Bausteine	
Summe	
Meine Tagesbausteinmenge	
Eingesetzte Bausteine vom Bausteinkonto	
Differenz der Tagesbausteinmenge zur Summe	

Mein Tag

Datum	
Gewicht	
Baustein-Konto	

Meine Aufgaben am Morgen	**Ja**	**Nein**
Ich lag mit einem Lächeln im Gesicht im Bett und habe mich auf den Tag gefreut		
Ich bin meinen Tag gedanklich mit positiven Gefühlen durchgegangen		
Ich habe mir ein konkretes Tagesziel gesetzt		
Ich bin mit den Worten „Das IST sowas von MEIN Tag“ aufgestanden		
Ich habe mein Spiegelbild zufrieden begrüßt		
Ich habe eine gute Portion warmes Wasser getrunken		
Ich habe noch vor dem Frühstück ein paar Minuten Tageslicht genossen		
Ich habe vor dem Frühstück ein paar Minuten tief und bewusst geatmet		

Meine Aufgaben am Tag	**Ja**	**Nein**
Ich habe achtsam meine Mitmenschen wahr genommen		
Ich habe auch fremde Menschen freundlich angelächelt und gegrüßt		
Ich habe jemandem geholfen		
Ich habe jemandem aufrichtig zugehört		
Ich habe selbst nicht gute Dinge mit einem Lächeln beantwortet		
Ich habe nur positiv über andere Menschen gesprochen		
Ich habe jemandem ein Kompliment gemacht		
Ich habe jemanden zum Lachen gebracht		

Mein Resümee	**Ja**	**Nein**
Ich habe mein Tagesziel erreicht		
Ich war die tägliche Portion Sahne im Leben meiner Mitmenschen		
Ich bin dankbar für diesen wunderbaren Tag		
Ich hatte heute ein Cheat-Meal		
Ich habe heute wenig Zeit bei Facebook und Co. verbracht		
Ich habe wenig Blaulicht „konsumiert“		
Ich habe mich konsequent an meine Bausteine gehalten		
Ich habe keinen Alkohol getrunken		
Ich bin größtenteils barfuß/mit Barfußschuhen unterwegs gewesen		

Meine gegessenen Bausteine

Morgens	Vormittags	Mittags	Nachmittags	Abends
Summe der gegessenen Bausteine				

Meine verdienten Bausteine

Aktivität	**Bausteine**
Erreichte Schritte (Je 10.000 = 1 Baustein)	
Rauf gekletterte Etagen (Je 10 Etagen = 1 Baustein)	
Spaziergänge/Wanderungen in der Natur (Je 60 Minuten = 1 Baustein)	
Kältetraining in Minuten (Je 2 Minuten = 1 Baustein)	
Kniebeugen (Je 500 WH = 1 Baustein)	
Beinscherencrunches (Je 400 WH = 1 Baustein)	
Liegestützen (Je 300 WH = 1 Baustein)	
Beweglichkeitstraining (Je 15 Minuten = 1 Baustein)	
Summe der verdienten Bausteine	

Bausteintagesüberblick

Verdient (-)																										
Gegessen (+)																										

Tagesbausteinbilanz

Gegessene Bausteine	
Verdiente Bausteine	
Summe	
Meine Tagesbausteinmenge	
Eingesetzte Bausteine vom Bausteinkonto	
Differenz der Tagesbausteinmenge zur Summe	

Mein Tag

Datum	
Gewicht	
Baustein-Konto	

Meine Aufgaben am Morgen	**Ja**	**Nein**
Ich lag mit einem Lächeln im Gesicht im Bett und habe mich auf den Tag gefreut		
Ich bin meinen Tag gedanklich mit positiven Gefühlen durchgegangen		
Ich habe mir ein konkretes Tagesziel gesetzt		
Ich bin mit den Worten „Das IST sowas von MEIN Tag" aufgestanden		
Ich habe mein Spiegelbild zufrieden begrüßt		
Ich habe eine gute Portion warmes Wasser getrunken		
Ich habe noch vor dem Frühstück ein paar Minuten Tageslicht genossen		
Ich habe vor dem Frühstück ein paar Minuten tief und bewusst geatmet		

Meine Aufgaben am Tag	**Ja**	**Nein**
Ich habe achtsam meine Mitmenschen wahr genommen		
Ich habe auch fremde Menschen freundlich angelächelt und gegrüßt		
Ich habe jemandem geholfen		
Ich habe jemandem aufrichtig zugehört		
Ich habe selbst nicht gute Dinge mit einem Lächeln beantwortet		
Ich habe nur positiv über andere Menschen gesprochen		
Ich habe jemandem ein Kompliment gemacht		
Ich habe jemanden zum Lachen gebracht		

Mein Resümee	**Ja**	**Nein**
Ich habe mein Tagesziel erreicht		
Ich war die tägliche Portion Sahne im Leben meiner Mitmenschen		
Ich bin dankbar für diesen wunderbaren Tag		
Ich hatte heute ein Cheat-Meal		
Ich habe heute wenig Zeit bei Facebook und Co. verbracht		
Ich habe wenig Blaulicht „konsumiert"		
Ich habe mich konsequent an meine Bausteine gehalten		
Ich habe keinen Alkohol getrunken		
Ich bin größtenteils barfuß/mit Barfußschuhen unterwegs gewesen		

Meine gegessenen Bausteine

Morgens	Vormittags	Mittags	Nachmittags	Abends
Summe der gegessenen Bausteine				

Meine verdienten Bausteine

Aktivität	**Bausteine**
Erreichte Schritte (Je 10.000 = 1 Baustein)	
Rauf gekletterte Etagen (Je 10 Etagen = 1 Baustein)	
Spaziergänge/Wanderungen in der Natur (Je 60 Minuten = 1 Baustein)	
Kältetraining in Minuten (Je 2 Minuten = 1 Baustein)	
Kniebeugen (Je 500 WH = 1 Baustein)	
Beinscherencrunches (Je 400 WH = 1 Baustein)	
Liegestützen (Je 300 WH = 1 Baustein)	
Beweglichkeitstraining (Je 15 Minuten = 1 Baustein)	
Summe der verdienten Bausteine	

Bausteintagesüberblick

Verdient (-)																										
Gegessen (+)																										

Tagesbausteinbilanz

Gegessene Bausteine	
Verdiente Bausteine	
Summe	
Meine Tagesbausteinmenge	
Eingesetzte Bausteine vom Bausteinkonto	
Differenz der Tagesbausteinmenge zur Summe	

Mein Tag

Datum	
Gewicht	
Baustein-Konto	

Meine Aufgaben am Morgen	**Ja**	**Nein**
Ich lag mit einem Lächeln im Gesicht im Bett und habe mich auf den Tag gefreut		
Ich bin meinen Tag gedanklich mit positiven Gefühlen durchgegangen		
Ich habe mir ein konkretes Tagesziel gesetzt		
Ich bin mit den Worten „Das IST sowas von MEIN Tag“ aufgestanden		
Ich habe mein Spiegelbild zufrieden begrüßt		
Ich habe eine gute Portion warmes Wasser getrunken		
Ich habe noch vor dem Frühstück ein paar Minuten Tageslicht genossen		
Ich habe vor dem Frühstück ein paar Minuten tief und bewusst geatmet		

Meine Aufgaben am Tag	**Ja**	**Nein**
Ich habe achtsam meine Mitmenschen wahr genommen		
Ich habe auch fremde Menschen freundlich angelächelt und gegrüßt		
Ich habe jemandem geholfen		
Ich habe jemandem aufrichtig zugehört		
Ich habe selbst nicht gute Dinge mit einem Lächeln beantwortet		
Ich habe nur positiv über andere Menschen gesprochen		
Ich habe jemandem ein Kompliment gemacht		
Ich habe jemanden zum Lachen gebracht		

Mein Resümee	**Ja**	**Nein**
Ich habe mein Tagesziel erreicht		
Ich war die tägliche Portion Sahne im Leben meiner Mitmenschen		
Ich bin dankbar für diesen wunderbaren Tag		
Ich hatte heute ein Cheat-Meal		
Ich habe heute wenig Zeit bei Facebook und Co. verbracht		
Ich habe wenig Blaulicht „konsumiert“		
Ich habe mich konsequent an meine Bausteine gehalten		
Ich habe keinen Alkohol getrunken		
Ich bin größtenteils barfuß/mit Barfußschuhen unterwegs gewesen		

Meine gegessenen Bausteine

Morgens	Vormittags	Mittags	Nachmittags	Abends
Summe der gegessenen Bausteine				

Meine verdienten Bausteine

Aktivität	**Bausteine**
Erreichte Schritte (Je 10.000 = 1 Baustein)	
Rauf gekletterte Etagen (Je 10 Etagen = 1 Baustein)	
Spaziergänge/Wanderungen in der Natur (Je 60 Minuten = 1 Baustein)	
Kältetraining in Minuten (Je 2 Minuten = 1 Baustein)	
Kniebeugen (Je 500 WH = 1 Baustein)	
Beinscherencrunches (Je 400 WH = 1 Baustein)	
Liegestützen (Je 300 WH = 1 Baustein)	
Beweglichkeitstraining (Je 15 Minuten = 1 Baustein)	
Summe der verdienten Bausteine	

Bausteintagesüberblick

Verdient (-)																										
Gegessen (+)																										

Tagesbausteinbilanz

Gegessene Bausteine	
Verdiente Bausteine	
Summe	
Meine Tagesbausteinmenge	
Eingesetzte Bausteine vom Bausteinkonto	
Differenz der Tagesbausteinmenge zur Summe	

Mein Tag

Datum	
Gewicht	
Baustein-Konto	

Meine Aufgaben am Morgen	**Ja**	**Nein**
Ich lag mit einem Lächeln im Gesicht im Bett und habe mich auf den Tag gefreut		
Ich bin meinen Tag gedanklich mit positiven Gefühlen durchgegangen		
Ich habe mir ein konkretes Tagesziel gesetzt		
Ich bin mit den Worten „Das IST sowas von MEIN Tag“ aufgestanden		
Ich habe mein Spiegelbild zufrieden begrüßt		
Ich habe eine gute Portion warmes Wasser getrunken		
Ich habe noch vor dem Frühstück ein paar Minuten Tageslicht genossen		
Ich habe vor dem Frühstück ein paar Minuten tief und bewusst geatmet		

Meine Aufgaben am Tag	**Ja**	**Nein**
Ich habe achtsam meine Mitmenschen wahr genommen		
Ich habe auch fremde Menschen freundlich angelächelt und gegrüßt		
Ich habe jemandem geholfen		
Ich habe jemandem aufrichtig zugehört		
Ich habe selbst nicht gute Dinge mit einem Lächeln beantwortet		
Ich habe nur positiv über andere Menschen gesprochen		
Ich habe jemandem ein Kompliment gemacht		
Ich habe jemanden zum Lachen gebracht		

Mein Resümee	**Ja**	**Nein**
Ich habe mein Tagesziel erreicht		
Ich war die tägliche Portion Sahne im Leben meiner Mitmenschen		
Ich bin dankbar für diesen wunderbaren Tag		
Ich hatte heute ein Cheat-Meal		
Ich habe heute wenig Zeit bei Facebook und Co. verbracht		
Ich habe wenig Blaulicht „konsumiert“		
Ich habe mich konsequent an meine Bausteine gehalten		
Ich habe keinen Alkohol getrunken		
Ich bin größtenteils barfuß/mit Barfußschuhen unterwegs gewesen		

Meine gegessenen Bausteine

Morgens	Vormittags	Mittags	Nachmittags	Abends
Summe der gegessenen Bausteine				

Meine verdienten Bausteine

Aktivität	**Bausteine**
Erreichte Schritte (Je 10.000 = 1 Baustein)	
Rauf gekletterte Etagen (Je 10 Etagen = 1 Baustein)	
Spaziergänge/Wanderungen in der Natur (Je 60 Minuten = 1 Baustein)	
Kältetraining in Minuten (Je 2 Minuten = 1 Baustein)	
Kniebeugen (Je 500 WH = 1 Baustein)	
Beinscherencrunches (Je 400 WH = 1 Baustein)	
Liegestützen (Je 300 WH = 1 Baustein)	
Beweglichkeitstraining (Je 15 Minuten = 1 Baustein)	
Summe der verdienten Bausteine	

Bausteintagesüberblick

Verdient (-)																										
Gegessen (+)																										

Tagesbausteinbilanz

Gegessene Bausteine	
Verdiente Bausteine	
Summe	
Meine Tagesbausteinmenge	
Eingesetzte Bausteine vom Bausteinkonto	
Differenz der Tagesbausteinmenge zur Summe	

Mein Tag

Datum	
Gewicht	
Baustein-Konto	

Meine Aufgaben am Morgen	**Ja**	**Nein**
Ich lag mit einem Lächeln im Gesicht im Bett und habe mich auf den Tag gefreut		
Ich bin meinen Tag gedanklich mit positiven Gefühlen durchgegangen		
Ich habe mir ein konkretes Tagesziel gesetzt		
Ich bin mit den Worten „Das IST sowas von MEIN Tag“ aufgestanden		
Ich habe mein Spiegelbild zufrieden begrüßt		
Ich habe eine gute Portion warmes Wasser getrunken		
Ich habe noch vor dem Frühstück ein paar Minuten Tageslicht genossen		
Ich habe vor dem Frühstück ein paar Minuten tief und bewusst geatmet		

Meine Aufgaben am Tag	**Ja**	**Nein**
Ich habe achtsam meine Mitmenschen wahr genommen		
Ich habe auch fremde Menschen freundlich angelächelt und gegrüßt		
Ich habe jemandem geholfen		
Ich habe jemandem aufrichtig zugehört		
Ich habe selbst nicht gute Dinge mit einem Lächeln beantwortet		
Ich habe nur positiv über andere Menschen gesprochen		
Ich habe jemandem ein Kompliment gemacht		
Ich habe jemanden zum Lachen gebracht		

Mein Resümee	**Ja**	**Nein**
Ich habe mein Tagesziel erreicht		
Ich war die tägliche Portion Sahne im Leben meiner Mitmenschen		
Ich bin dankbar für diesen wunderbaren Tag		
Ich hatte heute ein Cheat-Meal		
Ich habe heute wenig Zeit bei Facebook und Co. verbracht		
Ich habe wenig Blaulicht „konsumiert“		
Ich habe mich konsequent an meine Bausteine gehalten		
Ich habe keinen Alkohol getrunken		
Ich bin größtenteils barfuß/mit Barfußschuhen unterwegs gewesen		

Meine gegessenen Bausteine

Morgens	Vormittags	Mittags	Nachmittags	Abends
Summe der gegessenen Bausteine				

Meine verdienten Bausteine

Aktivität	**Bausteine**
Erreichte Schritte (Je 10.000 = 1 Baustein)	
Rauf gekletterte Etagen (Je 10 Etagen = 1 Baustein)	
Spaziergänge/Wanderungen in der Natur (Je 60 Minuten = 1 Baustein)	
Kältetraining in Minuten (Je 2 Minuten = 1 Baustein)	
Kniebeugen (Je 500 WH = 1 Baustein)	
Beinscherencrunches (Je 400 WH = 1 Baustein)	
Liegestützen (Je 300 WH = 1 Baustein)	
Beweglichkeitstraining (Je 15 Minuten = 1 Baustein)	
Summe der verdienten Bausteine	

Bausteintagesüberblick

Verdient (-)																										
Gegessen (+)																										

Tagesbausteinbilanz

Gegessene Bausteine	
Verdiente Bausteine	
Summe	
Meine Tagesbausteinmenge	
Eingesetzte Bausteine vom Bausteinkonto	
Differenz der Tagesbausteinmenge zur Summe	

Mein Tag

Datum	
Gewicht	
Baustein-Konto	

Brustumfang	Bauchumfang	Hüftumfang	Oberarmumfang	Oberschenkelumfang

Meine Aufgaben am Morgen	**Ja**	**Nein**
Ich lag mit einem Lächeln im Gesicht im Bett und habe mich auf den Tag gefreut		
Ich bin meinen Tag gedanklich mit positiven Gefühlen durchgegangen		
Ich habe mir ein konkretes Tagesziel gesetzt		
Ich bin mit den Worten „Das IST sowas von MEIN Tag“ aufgestanden		
Ich habe mein Spiegelbild zufrieden begrüßt		
Ich habe eine gute Portion warmes Wasser getrunken		
Ich habe noch vor dem Frühstück ein paar Minuten Tageslicht genossen		
Ich habe vor dem Frühstück ein paar Minuten tief und bewusst geatmet		

Meine Aufgaben am Tag	**Ja**	**Nein**
Ich habe achtsam meine Mitmenschen wahr genommen		
Ich habe auch fremde Menschen freundlich angelächelt und gegrüßt		
Ich habe jemandem geholfen		
Ich habe jemandem aufrichtig zugehört		
Ich habe selbst nicht gute Dinge mit einem Lächeln beantwortet		
Ich habe nur positiv über andere Menschen gesprochen		
Ich habe jemandem ein Kompliment gemacht		
Ich habe jemanden zum Lachen gebracht		

Mein Resümee	**Ja**	**Nein**
Ich habe mein Tagesziel erreicht		
Ich war die tägliche Portion Sahne im Leben meiner Mitmenschen		
Ich bin dankbar für diesen wunderbaren Tag		
Ich hatte heute ein Cheat-Meal		
Ich habe heute wenig Zeit bei Facebook und Co. verbracht		
Ich habe wenig Blaulicht „konsumiert“		
Ich habe mich konsequent an meine Bausteine gehalten		
Ich habe keinen Alkohol getrunken		
Ich bin größtenteils barfuß/mit Barfußschuhen unterwegs gewesen		

Meine gegessenen Bausteine

Morgens	Vormittags	Mittags	Nachmittags	Abends
Summe der gegessenen Bausteine				

Meine verdienten Bausteine

Aktivität	**Bausteine**
Erreichte Schritte (Je 10.000 = 1 Baustein)	
Rauf gekletterte Etagen (Je 10 Etagen = 1 Baustein)	
Spaziergänge/Wanderungen in der Natur (Je 60 Minuten = 1 Baustein)	
Kältetraining in Minuten (Je 2 Minuten = 1 Baustein)	
Kniebeugen (Je 500 WH = 1 Baustein)	
Beinscherencrunches (Je 400 WH = 1 Baustein)	
Liegestützen (Je 300 WH = 1 Baustein)	
Beweglichkeitstraining (Je 15 Minuten = 1 Baustein)	
Summe der verdienten Bausteine	

Bausteintagesüberblick

Verdient (-)																										
Gegessen (+)																										

Tagesbausteinbilanz

Gegessene Bausteine	
Verdiente Bausteine	
Summe	
Meine Tagesbausteinmenge	
Eingesetzte Bausteine vom Bausteinkonto	
Differenz der Tagesbausteinmenge zur Summe	

Verdiente Wochenbausteine

Grund	**Ja**	**Nein**
Absolviertes Wochentraining (1 Baustein)		
Ich war die ganze Woche non Stopp „Sahne“ (1 Baustein)		

Es ist die Summe der einzelnen Schritte, die Dich an Dein Ziel bringen.

Mein Tag

Datum	
Gewicht	

Meine Aufgaben am Morgen	**Ja**	**Nein**
Ich lag mit einem Lächeln im Gesicht im Bett und habe mich auf den Tag gefreut		
Ich bin meinen Tag gedanklich mit positiven Gefühlen durchgegangen		
Ich habe mir ein konkretes Tagesziel gesetzt		
Ich bin mit den Worten „Das IST sowas von MEIN Tag“ aufgestanden		
Ich habe mein Spiegelbild zufrieden begrüßt		
Ich habe eine gute Portion warmes Wasser getrunken		
Ich habe noch vor dem Frühstück ein paar Minuten Tageslicht genossen		
Ich habe vor dem Frühstück ein paar Minuten tief und bewusst geatmet		

Meine Aufgaben am Tag	**Ja**	**Nein**
Ich habe achtsam meine Mitmenschen wahr genommen		
Ich habe auch fremde Menschen freundlich angelächelt und gegrüßt		
Ich habe jemandem geholfen		
Ich habe jemandem aufrichtig zugehört		
Ich habe selbst nicht gute Dinge mit einem Lächeln beantwortet		
Ich habe nur positiv über andere Menschen gesprochen		
Ich habe jemandem ein Kompliment gemacht		
Ich habe jemanden zum Lachen gebracht		

Mein Resümee	**Ja**	**Nein**
Ich habe mein Tagesziel erreicht		
Ich war die tägliche Portion Sahne im Leben meiner Mitmenschen		
Ich bin dankbar für diesen wunderbaren Tag		
Ich hatte heute ein Cheat-Meal		
Ich habe heute wenig Zeit bei Facebook und Co. verbracht		
Ich habe wenig Blaulicht „konsumiert“		
Ich habe mich konsequent an meine Bausteine gehalten		
Ich habe keinen Alkohol getrunken		
Ich bin größtenteils barfuß/mit Barfußschuhen unterwegs gewesen		

Meine gegessenen Bausteine

Morgens	Vormittags	Mittags	Nachmittags	Abends
Summe der gegessenen Bausteine				

Meine verdienten Bausteine

Aktivität	**Bausteine**
Erreichte Schritte (Je 10.000 = 1 Baustein)	
Rauf gekletterte Etagen (Je 10 Etagen = 1 Baustein)	
Spaziergänge/Wanderungen in der Natur (Je 60 Minuten = 1 Baustein)	
Kältetraining in Minuten (Je 2 Minuten = 1 Baustein)	
Kniebeugen (Je 500 WH = 1 Baustein)	
Beinscherencrunches (Je 400 WH = 1 Baustein)	
Liegestützen (Je 300 WH = 1 Baustein)	
Beweglichkeitstraining (Je 15 Minuten = 1 Baustein)	
Summe der verdienten Bausteine	

Bausteintagesüberblick

Verdient (-)																										
Gegessen (+)																										

Tagesbausteinbilanz

Gegessene Bausteine	
Verdiente Bausteine	
Summe	
Meine Tagesbausteinmenge	
Eingesetzte Bausteine vom Bausteinkonto	
Differenz der Tagesbausteinmenge zur Summe	

Mein Tag

Datum	
Gewicht	
Baustein-Konto	

Meine Aufgaben am Morgen	**Ja**	**Nein**
Ich lag mit einem Lächeln im Gesicht im Bett und habe mich auf den Tag gefreut		
Ich bin meinen Tag gedanklich mit positiven Gefühlen durchgegangen		
Ich habe mir ein konkretes Tagesziel gesetzt		
Ich bin mit den Worten „Das IST sowas von MEIN Tag“ aufgestanden		
Ich habe mein Spiegelbild zufrieden begrüßt		
Ich habe eine gute Portion warmes Wasser getrunken		
Ich habe noch vor dem Frühstück ein paar Minuten Tageslicht genossen		
Ich habe vor dem Frühstück ein paar Minuten tief und bewusst geatmet		

Meine Aufgaben am Tag	**Ja**	**Nein**
Ich habe achtsam meine Mitmenschen wahr genommen		
Ich habe auch fremde Menschen freundlich angelächelt und gegrüßt		
Ich habe jemandem geholfen		
Ich habe jemandem aufrichtig zugehört		
Ich habe selbst nicht gute Dinge mit einem Lächeln beantwortet		
Ich habe nur positiv über andere Menschen gesprochen		
Ich habe jemandem ein Kompliment gemacht		
Ich habe jemanden zum Lachen gebracht		

Mein Resümee	**Ja**	**Nein**
Ich habe mein Tagesziel erreicht		
Ich war die tägliche Portion Sahne im Leben meiner Mitmenschen		
Ich bin dankbar für diesen wunderbaren Tag		
Ich hatte heute ein Cheat-Meal		
Ich habe heute wenig Zeit bei Facebook und Co. verbracht		
Ich habe wenig Blaulicht „konsumiert“		
Ich habe mich konsequent an meine Bausteine gehalten		
Ich habe keinen Alkohol getrunken		
Ich bin größtenteils barfuß/mit Barfußschuhen unterwegs gewesen		

Meine gegessenen Bausteine

Morgens	Vormittags	Mittags	Nachmittags	Abends
Summe der gegessenen Bausteine				

Meine verdienten Bausteine

Aktivität	**Bausteine**
Erreichte Schritte (Je 10.000 = 1 Baustein)	
Rauf gekletterte Etagen (Je 10 Etagen = 1 Baustein)	
Spaziergänge/Wanderungen in der Natur (Je 60 Minuten = 1 Baustein)	
Kältetraining in Minuten (Je 2 Minuten = 1 Baustein)	
Kniebeugen (Je 500 WH = 1 Baustein)	
Beinscherencrunches (Je 400 WH = 1 Baustein)	
Liegestützen (Je 300 WH = 1 Baustein)	
Beweglichkeitstraining (Je 15 Minuten = 1 Baustein)	
Summe der verdienten Bausteine	

Bausteintagesüberblick

Verdient (-)																										
Gegessen (+)																										

Tagesbausteinbilanz

Gegessene Bausteine	
Verdiente Bausteine	
Summe	
Meine Tagesbausteinmenge	
Eingesetzte Bausteine vom Bausteinkonto	
Differenz der Tagesbausteinmenge zur Summe	

Mein Tag

Datum	
Gewicht	
Baustein-Konto	

Meine Aufgaben am Morgen	Ja	**Nein**
Ich lag mit einem Lächeln im Gesicht im Bett und habe mich auf den Tag gefreut		
Ich bin meinen Tag gedanklich mit positiven Gefühlen durchgegangen		
Ich habe mir ein konkretes Tagesziel gesetzt		
Ich bin mit den Worten „Das IST sowas von MEIN Tag“ aufgestanden		
Ich habe mein Spiegelbild zufrieden begrüßt		
Ich habe eine gute Portion warmes Wasser getrunken		
Ich habe noch vor dem Frühstück ein paar Minuten Tageslicht genossen		
Ich habe vor dem Frühstück ein paar Minuten tief und bewusst geatmet		

Meine Aufgaben am Tag	Ja	**Nein**
Ich habe achtsam meine Mitmenschen wahr genommen		
Ich habe auch fremde Menschen freundlich angelächelt und gegrüßt		
Ich habe jemandem geholfen		
Ich habe jemandem aufrichtig zugehört		
Ich habe selbst nicht gute Dinge mit einem Lächeln beantwortet		
Ich habe nur positiv über andere Menschen gesprochen		
Ich habe jemandem ein Kompliment gemacht		
Ich habe jemanden zum Lachen gebracht		

Mein Resümee	Ja	**Nein**
Ich habe mein Tagesziel erreicht		
Ich war die tägliche Portion Sahne im Leben meiner Mitmenschen		
Ich bin dankbar für diesen wunderbaren Tag		
Ich hatte heute ein Cheat-Meal		
Ich habe heute wenig Zeit bei Facebook und Co. verbracht		
Ich habe wenig Blaulicht „konsumiert“		
Ich habe mich konsequent an meine Bausteine gehalten		
Ich habe keinen Alkohol getrunken		
Ich bin größtenteils barfuß/mit Barfußschuhen unterwegs gewesen		

Meine gegessenen Bausteine

Morgens	Vormittags	Mittags	Nachmittags	Abends
Summe der gegessenen Bausteine				

Meine verdienten Bausteine

Aktivität	**Bausteine**
Erreichte Schritte (Je 10.000 = 1 Baustein)	
Rauf gekletterte Etagen (Je 10 Etagen = 1 Baustein)	
Spaziergänge/Wanderungen in der Natur (Je 60 Minuten = 1 Baustein)	
Kältetraining in Minuten (Je 2 Minuten = 1 Baustein)	
Kniebeugen (Je 500 WH = 1 Baustein)	
Beinscherencrunches (Je 400 WH = 1 Baustein)	
Liegestützen (Je 300 WH = 1 Baustein)	
Beweglichkeitstraining (Je 15 Minuten = 1 Baustein)	
Summe der verdienten Bausteine	

Bausteintagesüberblick

Verdient (-)																										
Gegessen (+)																										

Tagesbausteinbilanz

Gegessene Bausteine	
Verdiente Bausteine	
Summe	
Meine Tagesbausteinmenge	
Eingesetzte Bausteine vom Bausteinkonto	
Differenz der Tagesbausteinmenge zur Summe	

Mein Tag

Datum	
Gewicht	
Baustein-Konto	

Meine Aufgaben am Morgen	**Ja**	**Nein**
Ich lag mit einem Lächeln im Gesicht im Bett und habe mich auf den Tag gefreut		
Ich bin meinen Tag gedanklich mit positiven Gefühlen durchgegangen		
Ich habe mir ein konkretes Tagesziel gesetzt		
Ich bin mit den Worten „Das IST sowas von MEIN Tag" aufgestanden		
Ich habe mein Spiegelbild zufrieden begrüßt		
Ich habe eine gute Portion warmes Wasser getrunken		
Ich habe noch vor dem Frühstück ein paar Minuten Tageslicht genossen		
Ich habe vor dem Frühstück ein paar Minuten tief und bewusst geatmet		

Meine Aufgaben am Tag	**Ja**	**Nein**
Ich habe achtsam meine Mitmenschen wahr genommen		
Ich habe auch fremde Menschen freundlich angelächelt und gegrüßt		
Ich habe jemandem geholfen		
Ich habe jemandem aufrichtig zugehört		
Ich habe selbst nicht gute Dinge mit einem Lächeln beantwortet		
Ich habe nur positiv über andere Menschen gesprochen		
Ich habe jemandem ein Kompliment gemacht		
Ich habe jemanden zum Lachen gebracht		

Mein Resümee	**Ja**	**Nein**
Ich habe mein Tagesziel erreicht		
Ich war die tägliche Portion Sahne im Leben meiner Mitmenschen		
Ich bin dankbar für diesen wunderbaren Tag		
Ich hatte heute ein Cheat-Meal		
Ich habe heute wenig Zeit bei Facebook und Co. verbracht		
Ich habe wenig Blaulicht „konsumiert"		
Ich habe mich konsequent an meine Bausteine gehalten		
Ich habe keinen Alkohol getrunken		
Ich bin größtenteils barfuß/mit Barfußschuhen unterwegs gewesen		

Meine gegessenen Bausteine

Morgens	Vormittags	Mittags	Nachmittags	Abends
Summe der gegessenen Bausteine				

Meine verdienten Bausteine

Aktivität	**Bausteine**
Erreichte Schritte (Je 10.000 = 1 Baustein)	
Rauf gekletterte Etagen (Je 10 Etagen = 1 Baustein)	
Spaziergänge/Wanderungen in der Natur (Je 60 Minuten = 1 Baustein)	
Kältetraining in Minuten (Je 2 Minuten = 1 Baustein)	
Kniebeugen (Je 500 WH = 1 Baustein)	
Beinscherencrunches (Je 400 WH = 1 Baustein)	
Liegestützen (Je 300 WH = 1 Baustein)	
Beweglichkeitstraining (Je 15 Minuten = 1 Baustein)	
Summe der verdienten Bausteine	

Bausteintagesüberblick

Verdient (-)																										
Gegessen (+)																										

Tagesbausteinbilanz

Gegessene Bausteine	
Verdiente Bausteine	
Summe	
Meine Tagesbausteinmenge	
Eingesetzte Bausteine vom Bausteinkonto	
Differenz der Tagesbausteinmenge zur Summe	

Mein Tag

Datum	
Gewicht	
Baustein-Konto	

Meine Aufgaben am Morgen	**Ja**	**Nein**
Ich lag mit einem Lächeln im Gesicht im Bett und habe mich auf den Tag gefreut		
Ich bin meinen Tag gedanklich mit positiven Gefühlen durchgegangen		
Ich habe mir ein konkretes Tagesziel gesetzt		
Ich bin mit den Worten „Das IST sowas von MEIN Tag“ aufgestanden		
Ich habe mein Spiegelbild zufrieden begrüßt		
Ich habe eine gute Portion warmes Wasser getrunken		
Ich habe noch vor dem Frühstück ein paar Minuten Tageslicht genossen		
Ich habe vor dem Frühstück ein paar Minuten tief und bewusst geatmet		

Meine Aufgaben am Tag	**Ja**	**Nein**
Ich habe achtsam meine Mitmenschen wahr genommen		
Ich habe auch fremde Menschen freundlich angelächelt und gegrüßt		
Ich habe jemandem geholfen		
Ich habe jemandem aufrichtig zugehört		
Ich habe selbst nicht gute Dinge mit einem Lächeln beantwortet		
Ich habe nur positiv über andere Menschen gesprochen		
Ich habe jemandem ein Kompliment gemacht		
Ich habe jemanden zum Lachen gebracht		

Mein Resümee	**Ja**	**Nein**
Ich habe mein Tagesziel erreicht		
Ich war die tägliche Portion Sahne im Leben meiner Mitmenschen		
Ich bin dankbar für diesen wunderbaren Tag		
Ich hatte heute ein Cheat-Meal		
Ich habe heute wenig Zeit bei Facebook und Co. verbracht		
Ich habe wenig Blaulicht „konsumiert“		
Ich habe mich konsequent an meine Bausteine gehalten		
Ich habe keinen Alkohol getrunken		
Ich bin größtenteils barfuß/mit Barfußschuhen unterwegs gewesen		

Meine gegessenen Bausteine

Morgens	Vormittags	Mittags	Nachmittags	Abends
Summe der gegessenen Bausteine				

Meine verdienten Bausteine

Aktivität	**Bausteine**
Erreichte Schritte (Je 10.000 = 1 Baustein)	
Rauf gekletterte Etagen (Je 10 Etagen = 1 Baustein)	
Spaziergänge/Wanderungen in der Natur (Je 60 Minuten = 1 Baustein)	
Kältetraining in Minuten (Je 2 Minuten = 1 Baustein)	
Kniebeugen (Je 500 WH = 1 Baustein)	
Beinscherencrunches (Je 400 WH = 1 Baustein)	
Liegestützen (Je 300 WH = 1 Baustein)	
Beweglichkeitstraining (Je 15 Minuten = 1 Baustein)	
Summe der verdienten Bausteine	

Bausteintagesüberblick

Verdient (-)																										
Gegessen (+)																										

Tagesbausteinbilanz

Gegessene Bausteine	
Verdiente Bausteine	
Summe	
Meine Tagesbausteinmenge	
Eingesetzte Bausteine vom Bausteinkonto	
Differenz der Tagesbausteinmenge zur Summe	

Mein Tag

Datum	
Gewicht	
Baustein-Konto	

Meine Aufgaben am Morgen	**Ja**	**Nein**
Ich lag mit einem Lächeln im Gesicht im Bett und habe mich auf den Tag gefreut		
Ich bin meinen Tag gedanklich mit positiven Gefühlen durchgegangen		
Ich habe mir ein konkretes Tagesziel gesetzt		
Ich bin mit den Worten „Das IST sowas von MEIN Tag" aufgestanden		
Ich habe mein Spiegelbild zufrieden begrüßt		
Ich habe eine gute Portion warmes Wasser getrunken		
Ich habe noch vor dem Frühstück ein paar Minuten Tageslicht genossen		
Ich habe vor dem Frühstück ein paar Minuten tief und bewusst geatmet		

Meine Aufgaben am Tag	**Ja**	**Nein**
Ich habe achtsam meine Mitmenschen wahr genommen		
Ich habe auch fremde Menschen freundlich angelächelt und gegrüßt		
Ich habe jemandem geholfen		
Ich habe jemandem aufrichtig zugehört		
Ich habe selbst nicht gute Dinge mit einem Lächeln beantwortet		
Ich habe nur positiv über andere Menschen gesprochen		
Ich habe jemandem ein Kompliment gemacht		
Ich habe jemanden zum Lachen gebracht		

Mein Resümee	**Ja**	**Nein**
Ich habe mein Tagesziel erreicht		
Ich war die tägliche Portion Sahne im Leben meiner Mitmenschen		
Ich bin dankbar für diesen wunderbaren Tag		
Ich hatte heute ein Cheat-Meal		
Ich habe heute wenig Zeit bei Facebook und Co. verbracht		
Ich habe wenig Blaulicht „konsumiert"		
Ich habe mich konsequent an meine Bausteine gehalten		
Ich habe keinen Alkohol getrunken		
Ich bin größtenteils barfuß/mit Barfußschuhen unterwegs gewesen		

Meine gegessenen Bausteine

Morgens	Vormittags	Mittags	Nachmittags	Abends
Summe der gegessenen Bausteine				

Meine verdienten Bausteine

Aktivität	**Bausteine**
Erreichte Schritte (Je 10.000 = 1 Baustein)	
Rauf gekletterte Etagen (Je 10 Etagen = 1 Baustein)	
Spaziergänge/Wanderungen in der Natur (Je 60 Minuten = 1 Baustein)	
Kältetraining in Minuten (Je 2 Minuten = 1 Baustein)	
Kniebeugen (Je 500 WH = 1 Baustein)	
Beinscherencrunches (Je 400 WH = 1 Baustein)	
Liegestützen (Je 300 WH = 1 Baustein)	
Beweglichkeitstraining (Je 15 Minuten = 1 Baustein)	
Summe der verdienten Bausteine	

Bausteintagesüberblick

Verdient (-)																										
Gegessen (+)																										

Tagesbausteinbilanz

Gegessene Bausteine	
Verdiente Bausteine	
Summe	
Meine Tagesbausteinmenge	
Eingesetzte Bausteine vom Bausteinkonto	
Differenz der Tagesbausteinmenge zur Summe	

Mein Tag

Datum	
Gewicht	
Baustein-Konto	

Meine Aufgaben am Morgen	**Ja**	**Nein**
Ich lag mit einem Lächeln im Gesicht im Bett und habe mich auf den Tag gefreut		
Ich bin meinen Tag gedanklich mit positiven Gefühlen durchgegangen		
Ich habe mir ein konkretes Tagesziel gesetzt		
Ich bin mit den Worten „Das IST sowas von MEIN Tag" aufgestanden		
Ich habe mein Spiegelbild zufrieden begrüßt		
Ich habe eine gute Portion warmes Wasser getrunken		
Ich habe noch vor dem Frühstück ein paar Minuten Tageslicht genossen		
Ich habe vor dem Frühstück ein paar Minuten tief und bewusst geatmet		

Meine Aufgaben am Tag	**Ja**	**Nein**
Ich habe achtsam meine Mitmenschen wahr genommen		
Ich habe auch fremde Menschen freundlich angelächelt und gegrüßt		
Ich habe jemandem geholfen		
Ich habe jemandem aufrichtig zugehört		
Ich habe selbst nicht gute Dinge mit einem Lächeln beantwortet		
Ich habe nur positiv über andere Menschen gesprochen		
Ich habe jemandem ein Kompliment gemacht		
Ich habe jemanden zum Lachen gebracht		

Mein Resümee	**Ja**	**Nein**
Ich habe mein Tagesziel erreicht		
Ich war die tägliche Portion Sahne im Leben meiner Mitmenschen		
Ich bin dankbar für diesen wunderbaren Tag		
Ich hatte heute ein Cheat-Meal		
Ich habe heute wenig Zeit bei Facebook und Co. verbracht		
Ich habe wenig Blaulicht „konsumiert"		
Ich habe mich konsequent an meine Bausteine gehalten		
Ich habe keinen Alkohol getrunken		
Ich bin größtenteils barfuß/mit Barfußschuhen unterwegs gewesen		

Meine gegessenen Bausteine

Morgens	Vormittags	Mittags	Nachmittags	Abends
Summe der gegessenen Bausteine				

Meine verdienten Bausteine

Aktivität	**Bausteine**
Erreichte Schritte (Je 10.000 = 1 Baustein)	
Rauf gekletterte Etagen (Je 10 Etagen = 1 Baustein)	
Spaziergänge/Wanderungen in der Natur (Je 60 Minuten = 1 Baustein)	
Kältetraining in Minuten (Je 2 Minuten = 1 Baustein)	
Kniebeugen (Je 500 WH = 1 Baustein)	
Beinscherencrunches (Je 400 WH = 1 Baustein)	
Liegestützen (Je 300 WH = 1 Baustein)	
Beweglichkeitstraining (Je 15 Minuten = 1 Baustein)	
Summe der verdienten Bausteine	

Bausteintagesüberblick

Verdient (-)																										
Gegessen (+)																										

Tagesbausteinbilanz

Gegessene Bausteine	
Verdiente Bausteine	
Summe	
Meine Tagesbausteinmenge	
Eingesetzte Bausteine vom Bausteinkonto	
Differenz der Tagesbausteinmenge zur Summe	

Verdiente Wochenbausteine

Grund	**Ja**	**Nein**
Absolviertes Wochentraining (1 Baustein)		
Ich war die ganze Woche non Stopp „Sahne“ (1 Baustein)		

Mein Tag

Datum	
Gewicht	

Meine Aufgaben am Morgen	Ja	Nein
Ich lag mit einem Lächeln im Gesicht im Bett und habe mich auf den Tag gefreut		
Ich bin meinen Tag gedanklich mit positiven Gefühlen durchgegangen		
Ich habe mir ein konkretes Tagesziel gesetzt		
Ich bin mit den Worten „Das IST sowas von MEIN Tag" aufgestanden		
Ich habe mein Spiegelbild zufrieden begrüßt		
Ich habe eine gute Portion warmes Wasser getrunken		
Ich habe noch vor dem Frühstück ein paar Minuten Tageslicht genossen		
Ich habe vor dem Frühstück ein paar Minuten tief und bewusst geatmet		

Meine Aufgaben am Tag	Ja	Nein
Ich habe achtsam meine Mitmenschen wahr genommen		
Ich habe auch fremde Menschen freundlich angelächelt und gegrüßt		
Ich habe jemandem geholfen		
Ich habe jemandem aufrichtig zugehört		
Ich habe selbst nicht gute Dinge mit einem Lächeln beantwortet		
Ich habe nur positiv über andere Menschen gesprochen		
Ich habe jemandem ein Kompliment gemacht		
Ich habe jemanden zum Lachen gebracht		

Mein Resümee	Ja	Nein
Ich habe mein Tagesziel erreicht		
Ich war die tägliche Portion Sahne im Leben meiner Mitmenschen		
Ich bin dankbar für diesen wunderbaren Tag		
Ich hatte heute ein Cheat-Meal		
Ich habe heute wenig Zeit bei Facebook und Co. verbracht		
Ich habe wenig Blaulicht „konsumiert"		
Ich habe mich konsequent an meine Bausteine gehalten		
Ich habe keinen Alkohol getrunken		
Ich bin größtenteils barfuß/mit Barfußschuhen unterwegs gewesen		

Meine gegessenen Bausteine

Morgens	Vormittags	Mittags	Nachmittags	Abends
Summe der gegessenen Bausteine				

Meine verdienten Bausteine

Aktivität	**Bausteine**
Erreichte Schritte (Je 10.000 = 1 Baustein)	
Rauf gekletterte Etagen (Je 10 Etagen = 1 Baustein)	
Spaziergänge/Wanderungen in der Natur (Je 60 Minuten = 1 Baustein)	
Kältetraining in Minuten (Je 2 Minuten = 1 Baustein)	
Kniebeugen (Je 500 WH = 1 Baustein)	
Beinscherencrunches (Je 400 WH = 1 Baustein)	
Liegestützen (Je 300 WH = 1 Baustein)	
Beweglichkeitstraining (Je 15 Minuten = 1 Baustein)	
Summe der verdienten Bausteine	

Bausteintagesüberblick

Verdient (-)																										
Gegessen (+)																										

Tagesbausteinbilanz

Gegessene Bausteine	
Verdiente Bausteine	
Summe	
Meine Tagesbausteinmenge	
Eingesetzte Bausteine vom Bausteinkonto	
Differenz der Tagesbausteinmenge zur Summe	

Mein Tag

Datum	
Gewicht	
Baustein-Konto	

Meine Aufgaben am Morgen	**Ja**	**Nein**
Ich lag mit einem Lächeln im Gesicht im Bett und habe mich auf den Tag gefreut		
Ich bin meinen Tag gedanklich mit positiven Gefühlen durchgegangen		
Ich habe mir ein konkretes Tagesziel gesetzt		
Ich bin mit den Worten „Das IST sowas von MEIN Tag“ aufgestanden		
Ich habe mein Spiegelbild zufrieden begrüßt		
Ich habe eine gute Portion warmes Wasser getrunken		
Ich habe noch vor dem Frühstück ein paar Minuten Tageslicht genossen		
Ich habe vor dem Frühstück ein paar Minuten tief und bewusst geatmet		

Meine Aufgaben am Tag	**Ja**	**Nein**
Ich habe achtsam meine Mitmenschen wahr genommen		
Ich habe auch fremde Menschen freundlich angelächelt und gegrüßt		
Ich habe jemandem geholfen		
Ich habe jemandem aufrichtig zugehört		
Ich habe selbst nicht gute Dinge mit einem Lächeln beantwortet		
Ich habe nur positiv über andere Menschen gesprochen		
Ich habe jemandem ein Kompliment gemacht		
Ich habe jemanden zum Lachen gebracht		

Mein Resümee	**Ja**	**Nein**
Ich habe mein Tagesziel erreicht		
Ich war die tägliche Portion Sahne im Leben meiner Mitmenschen		
Ich bin dankbar für diesen wunderbaren Tag		
Ich hatte heute ein Cheat-Meal		
Ich habe heute wenig Zeit bei Facebook und Co. verbracht		
Ich habe wenig Blaulicht „konsumiert“		
Ich habe mich konsequent an meine Bausteine gehalten		
Ich habe keinen Alkohol getrunken		
Ich bin größtenteils barfuß/mit Barfußschuhen unterwegs gewesen		

Meine gegessenen Bausteine

Morgens	Vormittags	Mittags	Nachmittags	Abends
Summe der gegessenen Bausteine				

Meine verdienten Bausteine

Aktivität	**Bausteine**
Erreichte Schritte (Je 10.000 = 1 Baustein)	
Rauf gekletterte Etagen (Je 10 Etagen = 1 Baustein)	
Spaziergänge/Wanderungen in der Natur (Je 60 Minuten = 1 Baustein)	
Kältetraining in Minuten (Je 2 Minuten = 1 Baustein)	
Kniebeugen (Je 500 WH = 1 Baustein)	
Beinscherencrunches (Je 400 WH = 1 Baustein)	
Liegestützen (Je 300 WH = 1 Baustein)	
Beweglichkeitstraining (Je 15 Minuten = 1 Baustein)	
Summe der verdienten Bausteine	

Bausteintagesüberblick

Verdient (-)																										
Gegessen (+)																										

Tagesbausteinbilanz

Gegessene Bausteine	
Verdiente Bausteine	
Summe	
Meine Tagesbausteinmenge Eingesetzte Bausteine vom Bausteinkonto	
Differenz der Tagesbausteinmenge zur Summe	

Mein Tag

Datum	
Gewicht	
Baustein-Konto	

Meine Aufgaben am Morgen	**Ja**	**Nein**
Ich lag mit einem Lächeln im Gesicht im Bett und habe mich auf den Tag gefreut		
Ich bin meinen Tag gedanklich mit positiven Gefühlen durchgegangen		
Ich habe mir ein konkretes Tagesziel gesetzt		
Ich bin mit den Worten „Das IST sowas von MEIN Tag" aufgestanden		
Ich habe mein Spiegelbild zufrieden begrüßt		
Ich habe eine gute Portion warmes Wasser getrunken		
Ich habe noch vor dem Frühstück ein paar Minuten Tageslicht genossen		
Ich habe vor dem Frühstück ein paar Minuten tief und bewusst geatmet		

Meine Aufgaben am Tag	**Ja**	**Nein**
Ich habe achtsam meine Mitmenschen wahr genommen		
Ich habe auch fremde Menschen freundlich angelächelt und gegrüßt		
Ich habe jemandem geholfen		
Ich habe jemandem aufrichtig zugehört		
Ich habe selbst nicht gute Dinge mit einem Lächeln beantwortet		
Ich habe nur positiv über andere Menschen gesprochen		
Ich habe jemandem ein Kompliment gemacht		
Ich habe jemanden zum Lachen gebracht		

Mein Resümee	**Ja**	**Nein**
Ich habe mein Tagesziel erreicht		
Ich war die tägliche Portion Sahne im Leben meiner Mitmenschen		
Ich bin dankbar für diesen wunderbaren Tag		
Ich hatte heute ein Cheat-Meal		
Ich habe heute wenig Zeit bei Facebook und Co. verbracht		
Ich habe wenig Blaulicht „konsumiert"		
Ich habe mich konsequent an meine Bausteine gehalten		
Ich habe keinen Alkohol getrunken		
Ich bin größtenteils barfuß/mit Barfußschuhen unterwegs gewesen		

Meine gegessenen Bausteine

Morgens	Vormittags	Mittags	Nachmittags	Abends
Summe der gegessenen Bausteine				

Meine verdienten Bausteine

Aktivität	Bausteine
Erreichte Schritte (Je 10.000 = 1 Baustein)	
Rauf gekletterte Etagen (Je 10 Etagen = 1 Baustein)	
Spaziergänge/Wanderungen in der Natur (Je 60 Minuten = 1 Baustein)	
Kältetraining in Minuten (Je 2 Minuten = 1 Baustein)	
Kniebeugen (Je 500 WH = 1 Baustein)	
Beinscherencrunches (Je 400 WH = 1 Baustein)	
Liegestützen (Je 300 WH = 1 Baustein)	
Beweglichkeitstraining (Je 15 Minuten = 1 Baustein)	
Summe der verdienten Bausteine	

Bausteintagesüberblick

Verdient (-)																										
Gegessen (+)																										

Tagesbausteinbilanz

Gegessene Bausteine	
Verdiente Bausteine	
Summe	
Meine Tagesbausteinmenge	
Eingesetzte Bausteine vom Bausteinkonto	
Differenz der Tagesbausteinmenge zur Summe	

Mein Tag

Datum	
Gewicht	
Baustein-Konto	

Meine Aufgaben am Morgen	**Ja**	**Nein**
Ich lag mit einem Lächeln im Gesicht im Bett und habe mich auf den Tag gefreut		
Ich bin meinen Tag gedanklich mit positiven Gefühlen durchgegangen		
Ich habe mir ein konkretes Tagesziel gesetzt		
Ich bin mit den Worten „Das IST sowas von MEIN Tag“ aufgestanden		
Ich habe mein Spiegelbild zufrieden begrüßt		
Ich habe eine gute Portion warmes Wasser getrunken		
Ich habe noch vor dem Frühstück ein paar Minuten Tageslicht genossen		
Ich habe vor dem Frühstück ein paar Minuten tief und bewusst geatmet		

Meine Aufgaben am Tag	**Ja**	**Nein**
Ich habe achtsam meine Mitmenschen wahr genommen		
Ich habe auch fremde Menschen freundlich angelächelt und gegrüßt		
Ich habe jemandem geholfen		
Ich habe jemandem aufrichtig zugehört		
Ich habe selbst nicht gute Dinge mit einem Lächeln beantwortet		
Ich habe nur positiv über andere Menschen gesprochen		
Ich habe jemandem ein Kompliment gemacht		
Ich habe jemanden zum Lachen gebracht		

Mein Resümee	**Ja**	**Nein**
Ich habe mein Tagesziel erreicht		
Ich war die tägliche Portion Sahne im Leben meiner Mitmenschen		
Ich bin dankbar für diesen wunderbaren Tag		
Ich hatte heute ein Cheat-Meal		
Ich habe heute wenig Zeit bei Facebook und Co. verbracht		
Ich habe wenig Blaulicht „konsumiert“		
Ich habe mich konsequent an meine Bausteine gehalten		
Ich habe keinen Alkohol getrunken		
Ich bin größtenteils barfuß/mit Barfußschuhen unterwegs gewesen		

Meine gegessenen Bausteine

Morgens	Vormittags	Mittags	Nachmittags	Abends
Summe der gegessenen Bausteine				

Meine verdienten Bausteine

Aktivität	**Bausteine**
Erreichte Schritte (Je 10.000 = 1 Baustein)	
Rauf gekletterte Etagen (Je 10 Etagen = 1 Baustein)	
Spaziergänge/Wanderungen in der Natur (Je 60 Minuten = 1 Baustein)	
Kältetraining in Minuten (Je 2 Minuten = 1 Baustein)	
Kniebeugen (Je 500 WH = 1 Baustein)	
Beinscherencrunches (Je 400 WH = 1 Baustein)	
Liegestützen (Je 300 WH = 1 Baustein)	
Beweglichkeitstraining (Je 15 Minuten = 1 Baustein)	
Summe der verdienten Bausteine	

Bausteintagesüberblick

Verdient (-)																										
Gegessen (+)																										

Tagesbausteinbilanz

Gegessene Bausteine	
Verdiente Bausteine	
Summe	
Meine Tagesbausteinmenge	
Eingesetzte Bausteine vom Bausteinkonto	
Differenz der Tagesbausteinmenge zur Summe	

Mein Tag

Datum	
Gewicht	
Baustein-Konto	

Meine Aufgaben am Morgen	**Ja**	**Nein**
Ich lag mit einem Lächeln im Gesicht im Bett und habe mich auf den Tag gefreut		
Ich bin meinen Tag gedanklich mit positiven Gefühlen durchgegangen		
Ich habe mir ein konkretes Tagesziel gesetzt		
Ich bin mit den Worten „Das IST sowas von MEIN Tag“ aufgestanden		
Ich habe mein Spiegelbild zufrieden begrüßt		
Ich habe eine gute Portion warmes Wasser getrunken		
Ich habe noch vor dem Frühstück ein paar Minuten Tageslicht genossen		
Ich habe vor dem Frühstück ein paar Minuten tief und bewusst geatmet		

Meine Aufgaben am Tag	**Ja**	**Nein**
Ich habe achtsam meine Mitmenschen wahr genommen		
Ich habe auch fremde Menschen freundlich angelächelt und gegrüßt		
Ich habe jemandem geholfen		
Ich habe jemandem aufrichtig zugehört		
Ich habe selbst nicht gute Dinge mit einem Lächeln beantwortet		
Ich habe nur positiv über andere Menschen gesprochen		
Ich habe jemandem ein Kompliment gemacht		
Ich habe jemanden zum Lachen gebracht		

Mein Resümee	**Ja**	**Nein**
Ich habe mein Tagesziel erreicht		
Ich war die tägliche Portion Sahne im Leben meiner Mitmenschen		
Ich bin dankbar für diesen wunderbaren Tag		
Ich hatte heute ein Cheat-Meal		
Ich habe heute wenig Zeit bei Facebook und Co. verbracht		
Ich habe wenig Blaulicht „konsumiert“		
Ich habe mich konsequent an meine Bausteine gehalten		
Ich habe keinen Alkohol getrunken		
Ich bin größtenteils barfuß/mit Barfußschuhen unterwegs gewesen		

Meine gegessenen Bausteine

Morgens	Vormittags	Mittags	Nachmittags	Abends
Summe der gegessenen Bausteine				

Meine verdienten Bausteine

Aktivität	**Bausteine**
Erreichte Schritte (Je 10.000 = 1 Baustein)	
Rauf gekletterte Etagen (Je 10 Etagen = 1 Baustein)	
Spaziergänge/Wanderungen in der Natur (Je 60 Minuten = 1 Baustein)	
Kältetraining in Minuten (Je 2 Minuten = 1 Baustein)	
Kniebeugen (Je 500 WH = 1 Baustein)	
Beinscherencrunches (Je 400 WH = 1 Baustein)	
Liegestützen (Je 300 WH = 1 Baustein)	
Beweglichkeitstraining (Je 15 Minuten = 1 Baustein)	
Summe der verdienten Bausteine	

Bausteintagesüberblick

Verdient (-)																										
Gegessen (+)																										

Tagesbausteinbilanz

Gegessene Bausteine	
Verdiente Bausteine	
Summe	
Meine Tagesbausteinmenge	
Eingesetzte Bausteine vom Bausteinkonto	
Differenz der Tagesbausteinmenge zur Summe	

Mein Tag

Datum	
Gewicht	
Baustein-Konto	

Meine Aufgaben am Morgen	**Ja**	**Nein**
Ich lag mit einem Lächeln im Gesicht im Bett und habe mich auf den Tag gefreut		
Ich bin meinen Tag gedanklich mit positiven Gefühlen durchgegangen		
Ich habe mir ein konkretes Tagesziel gesetzt		
Ich bin mit den Worten „Das IST sowas von MEIN Tag" aufgestanden		
Ich habe mein Spiegelbild zufrieden begrüßt		
Ich habe eine gute Portion warmes Wasser getrunken		
Ich habe noch vor dem Frühstück ein paar Minuten Tageslicht genossen		
Ich habe vor dem Frühstück ein paar Minuten tief und bewusst geatmet		

Meine Aufgaben am Tag	**Ja**	**Nein**
Ich habe achtsam meine Mitmenschen wahr genommen		
Ich habe auch fremde Menschen freundlich angelächelt und gegrüßt		
Ich habe jemandem geholfen		
Ich habe jemandem aufrichtig zugehört		
Ich habe selbst nicht gute Dinge mit einem Lächeln beantwortet		
Ich habe nur positiv über andere Menschen gesprochen		
Ich habe jemandem ein Kompliment gemacht		
Ich habe jemanden zum Lachen gebracht		

Mein Resümee	**Ja**	**Nein**
Ich habe mein Tagesziel erreicht		
Ich war die tägliche Portion Sahne im Leben meiner Mitmenschen		
Ich bin dankbar für diesen wunderbaren Tag		
Ich hatte heute ein Cheat-Meal		
Ich habe heute wenig Zeit bei Facebook und Co. verbracht		
Ich habe wenig Blaulicht „konsumiert"		
Ich habe mich konsequent an meine Bausteine gehalten		
Ich habe keinen Alkohol getrunken		
Ich bin größtenteils barfuß/mit Barfußschuhen unterwegs gewesen		

Meine gegessenen Bausteine

Morgens	Vormittags	Mittags	Nachmittags	Abends
Summe der gegessenen Bausteine				

Meine verdienten Bausteine

Aktivität	**Bausteine**
Erreichte Schritte (Je 10.000 = 1 Baustein)	
Rauf gekletterte Etagen (Je 10 Etagen = 1 Baustein)	
Spaziergänge/Wanderungen in der Natur (Je 60 Minuten = 1 Baustein)	
Kältetraining in Minuten (Je 2 Minuten = 1 Baustein)	
Kniebeugen (Je 500 WH = 1 Baustein)	
Beinscherencrunches (Je 400 WH = 1 Baustein)	
Liegestützen (Je 300 WH = 1 Baustein)	
Beweglichkeitstraining (Je 15 Minuten = 1 Baustein)	
Summe der verdienten Bausteine	

Bausteintagesüberblick

Verdient (-)																										
Gegessen (+)																										

Tagesbausteinbilanz

Gegessene Bausteine	
Verdiente Bausteine	
Summe	
Meine Tagesbausteinmenge	
Eingesetzte Bausteine vom Bausteinkonto	
Differenz der Tagesbausteinmenge zur Summe	

Mein Tag

Datum	
Gewicht	
Baustein-Konto	

Meine Aufgaben am Morgen	**Ja**	**Nein**
Ich lag mit einem Lächeln im Gesicht im Bett und habe mich auf den Tag gefreut		
Ich bin meinen Tag gedanklich mit positiven Gefühlen durchgegangen		
Ich habe mir ein konkretes Tagesziel gesetzt		
Ich bin mit den Worten „Das IST sowas von MEIN Tag“ aufgestanden		
Ich habe mein Spiegelbild zufrieden begrüßt		
Ich habe eine gute Portion warmes Wasser getrunken		
Ich habe noch vor dem Frühstück ein paar Minuten Tageslicht genossen		
Ich habe vor dem Frühstück ein paar Minuten tief und bewusst geatmet		

Meine Aufgaben am Tag	**Ja**	**Nein**
Ich habe achtsam meine Mitmenschen wahr genommen		
Ich habe auch fremde Menschen freundlich angelächelt und gegrüßt		
Ich habe jemandem geholfen		
Ich habe jemandem aufrichtig zugehört		
Ich habe selbst nicht gute Dinge mit einem Lächeln beantwortet		
Ich habe nur positiv über andere Menschen gesprochen		
Ich habe jemandem ein Kompliment gemacht		
Ich habe jemanden zum Lachen gebracht		

Mein Resümee	**Ja**	**Nein**
Ich habe mein Tagesziel erreicht		
Ich war die tägliche Portion Sahne im Leben meiner Mitmenschen		
Ich bin dankbar für diesen wunderbaren Tag		
Ich hatte heute ein Cheat-Meal		
Ich habe heute wenig Zeit bei Facebook und Co. verbracht		
Ich habe wenig Blaulicht „konsumiert“		
Ich habe mich konsequent an meine Bausteine gehalten		
Ich habe keinen Alkohol getrunken		
Ich bin größtenteils barfuß/mit Barfußschuhen unterwegs gewesen		

Meine gegessenen Bausteine

Morgens	Vormittags	Mittags	Nachmittags	Abends
Summe der gegessenen Bausteine				

Meine verdienten Bausteine

Aktivität	**Bausteine**
Erreichte Schritte (Je 10.000 = 1 Baustein)	
Rauf gekletterte Etagen (Je 10 Etagen = 1 Baustein)	
Spaziergänge/Wanderungen in der Natur (Je 60 Minuten = 1 Baustein)	
Kältetraining in Minuten (Je 2 Minuten = 1 Baustein)	
Kniebeugen (Je 500 WH = 1 Baustein)	
Beinscherencrunches (Je 400 WH = 1 Baustein)	
Liegestützen (Je 300 WH = 1 Baustein)	
Beweglichkeitstraining (Je 15 Minuten = 1 Baustein)	
Summe der verdienten Bausteine	

Bausteintagesüberblick

Verdient (-)																										
Gegessen (+)																										

Tagesbausteinbilanz

Gegessene Bausteine	
Verdiente Bausteine	
Summe	
Meine Tagesbausteinmenge	
Eingesetzte Bausteine vom Bausteinkonto	
Differenz der Tagesbausteinmenge zur Summe	

Verdiente Wochenbausteine

Grund	**Ja**	**Nein**
Absolviertes Wochentraining (1 Baustein)		
Ich war die ganze Woche non Stopp „Sahne“ (1 Baustein)		

Mein Tag

Datum	
Gewicht	

Meine Aufgaben am Morgen	Ja	Nein
Ich lag mit einem Lächeln im Gesicht im Bett und habe mich auf den Tag gefreut		
Ich bin meinen Tag gedanklich mit positiven Gefühlen durchgegangen		
Ich habe mir ein konkretes Tagesziel gesetzt		
Ich bin mit den Worten „Das IST sowas von MEIN Tag“ aufgestanden		
Ich habe mein Spiegelbild zufrieden begrüßt		
Ich habe eine gute Portion warmes Wasser getrunken		
Ich habe noch vor dem Frühstück ein paar Minuten Tageslicht genossen		
Ich habe vor dem Frühstück ein paar Minuten tief und bewusst geatmet		

Meine Aufgaben am Tag	Ja	Nein
Ich habe achtsam meine Mitmenschen wahr genommen		
Ich habe auch fremde Menschen freundlich angelächelt und gegrüßt		
Ich habe jemandem geholfen		
Ich habe jemandem aufrichtig zugehört		
Ich habe selbst nicht gute Dinge mit einem Lächeln beantwortet		
Ich habe nur positiv über andere Menschen gesprochen		
Ich habe jemandem ein Kompliment gemacht		
Ich habe jemanden zum Lachen gebracht		

Mein Resümee	Ja	Nein
Ich habe mein Tagesziel erreicht		
Ich war die tägliche Portion Sahne im Leben meiner Mitmenschen		
Ich bin dankbar für diesen wunderbaren Tag		
Ich hatte heute ein Cheat-Meal		
Ich habe heute wenig Zeit bei Facebook und Co. verbracht		
Ich habe wenig Blaulicht „konsumiert“		
Ich habe mich konsequent an meine Bausteine gehalten		
Ich habe keinen Alkohol getrunken		
Ich bin größtenteils barfuß/mit Barfußschuhen unterwegs gewesen		

Meine gegessenen Bausteine

Morgens	Vormittags	Mittags	Nachmittags	Abends
Summe der gegessenen Bausteine				

Meine verdienten Bausteine

Aktivität	**Bausteine**
Erreichte Schritte (Je 10.000 = 1 Baustein)	
Rauf gekletterte Etagen (Je 10 Etagen = 1 Baustein)	
Spaziergänge/Wanderungen in der Natur (Je 60 Minuten = 1 Baustein)	
Kältetraining in Minuten (Je 2 Minuten = 1 Baustein)	
Kniebeugen (Je 500 WH = 1 Baustein)	
Beinscherencrunches (Je 400 WH = 1 Baustein)	
Liegestützen (Je 300 WH = 1 Baustein)	
Beweglichkeitstraining (Je 15 Minuten = 1 Baustein)	
Summe der verdienten Bausteine	

Bausteintagesüberblick

Verdient (-)																										
Gegessen (+)																										

Tagesbausteinbilanz

Gegessene Bausteine	
Verdiente Bausteine	
Summe	
Meine Tagesbausteinmenge	
Eingesetzte Bausteine vom Bausteinkonto	
Differenz der Tagesbausteinmenge zur Summe	

Mein Tag

Datum	
Gewicht	
Baustein-Konto	

Meine Aufgaben am Morgen	**Ja**	**Nein**
Ich lag mit einem Lächeln im Gesicht im Bett und habe mich auf den Tag gefreut		
Ich bin meinen Tag gedanklich mit positiven Gefühlen durchgegangen		
Ich habe mir ein konkretes Tagesziel gesetzt		
Ich bin mit den Worten „Das IST sowas von MEIN Tag“ aufgestanden		
Ich habe mein Spiegelbild zufrieden begrüßt		
Ich habe eine gute Portion warmes Wasser getrunken		
Ich habe noch vor dem Frühstück ein paar Minuten Tageslicht genossen		
Ich habe vor dem Frühstück ein paar Minuten tief und bewusst geatmet		

Meine Aufgaben am Tag	**Ja**	**Nein**
Ich habe achtsam meine Mitmenschen wahr genommen		
Ich habe auch fremde Menschen freundlich angelächelt und gegrüßt		
Ich habe jemandem geholfen		
Ich habe jemandem aufrichtig zugehört		
Ich habe selbst nicht gute Dinge mit einem Lächeln beantwortet		
Ich habe nur positiv über andere Menschen gesprochen		
Ich habe jemandem ein Kompliment gemacht		
Ich habe jemanden zum Lachen gebracht		

Mein Resümee	**Ja**	**Nein**
Ich habe mein Tagesziel erreicht		
Ich war die tägliche Portion Sahne im Leben meiner Mitmenschen		
Ich bin dankbar für diesen wunderbaren Tag		
Ich hatte heute ein Cheat-Meal		
Ich habe heute wenig Zeit bei Facebook und Co. verbracht		
Ich habe wenig Blaulicht „konsumiert“		
Ich habe mich konsequent an meine Bausteine gehalten		
Ich habe keinen Alkohol getrunken		
Ich bin größtenteils barfuß/mit Barfußschuhen unterwegs gewesen		

Meine gegessenen Bausteine

Morgens	Vormittags	Mittags	Nachmittags	Abends
Summe der gegessenen Bausteine				

Meine verdienten Bausteine

Aktivität	**Bausteine**
Erreichte Schritte (Je 10.000 = 1 Baustein)	
Rauf gekletterte Etagen (Je 10 Etagen = 1 Baustein)	
Spaziergänge/Wanderungen in der Natur (Je 60 Minuten = 1 Baustein)	
Kältetraining in Minuten (Je 2 Minuten = 1 Baustein)	
Kniebeugen (Je 500 WH = 1 Baustein)	
Beinscherencrunches (Je 400 WH = 1 Baustein)	
Liegestützen (Je 300 WH = 1 Baustein)	
Beweglichkeitstraining (Je 15 Minuten = 1 Baustein)	
Summe der verdienten Bausteine	

Bausteintagesüberblick

Verdient (-)																										
Gegessen (+)																										

Tagesbausteinbilanz

Gegessene Bausteine	
Verdiente Bausteine	
Summe	
Meine Tagesbausteinmenge	
Eingesetzte Bausteine vom Bausteinkonto	
Differenz der Tagesbausteinmenge zur Summe	

Mein Tag

Datum	
Gewicht	
Baustein-Konto	

Meine Aufgaben am Morgen	**Ja**	**Nein**
Ich lag mit einem Lächeln im Gesicht im Bett und habe mich auf den Tag gefreut		
Ich bin meinen Tag gedanklich mit positiven Gefühlen durchgegangen		
Ich habe mir ein konkretes Tagesziel gesetzt		
Ich bin mit den Worten „Das IST sowas von MEIN Tag" aufgestanden		
Ich habe mein Spiegelbild zufrieden begrüßt		
Ich habe eine gute Portion warmes Wasser getrunken		
Ich habe noch vor dem Frühstück ein paar Minuten Tageslicht genossen		
Ich habe vor dem Frühstück ein paar Minuten tief und bewusst geatmet		

Meine Aufgaben am Tag	**Ja**	**Nein**
Ich habe achtsam meine Mitmenschen wahr genommen		
Ich habe auch fremde Menschen freundlich angelächelt und gegrüßt		
Ich habe jemandem geholfen		
Ich habe jemandem aufrichtig zugehört		
Ich habe selbst nicht gute Dinge mit einem Lächeln beantwortet		
Ich habe nur positiv über andere Menschen gesprochen		
Ich habe jemandem ein Kompliment gemacht		
Ich habe jemanden zum Lachen gebracht		

Mein Resümee	**Ja**	**Nein**
Ich habe mein Tagesziel erreicht		
Ich war die tägliche Portion Sahne im Leben meiner Mitmenschen		
Ich bin dankbar für diesen wunderbaren Tag		
Ich hatte heute ein Cheat-Meal		
Ich habe heute wenig Zeit bei Facebook und Co. verbracht		
Ich habe wenig Blaulicht „konsumiert"		
Ich habe mich konsequent an meine Bausteine gehalten		
Ich habe keinen Alkohol getrunken		
Ich bin größtenteils barfuß/mit Barfußschuhen unterwegs gewesen		

Meine gegessenen Bausteine

Morgens	Vormittags	Mittags	Nachmittags	Abends
Summe der gegessenen Bausteine				

Meine verdienten Bausteine

Aktivität	**Bausteine**
Erreichte Schritte (Je 10.000 = 1 Baustein)	
Rauf gekletterte Etagen (Je 10 Etagen = 1 Baustein)	
Spaziergänge/Wanderungen in der Natur (Je 60 Minuten = 1 Baustein)	
Kältetraining in Minuten (Je 2 Minuten = 1 Baustein)	
Kniebeugen (Je 500 WH = 1 Baustein)	
Beinscherencrunches (Je 400 WH = 1 Baustein)	
Liegestützen (Je 300 WH = 1 Baustein)	
Beweglichkeitstraining (Je 15 Minuten = 1 Baustein)	
Summe der verdienten Bausteine	

Bausteintagesüberblick

Verdient (-)																										
Gegessen (+)																										

Tagesbausteinbilanz

Gegessene Bausteine	
Verdiente Bausteine	
Summe	
Meine Tagesbausteinmenge Eingesetzte Bausteine vom Bausteinkonto	
Differenz der Tagesbausteinmenge zur Summe	

Mein Tag

Datum	
Gewicht	
Baustein-Konto	

Meine Aufgaben am Morgen	**Ja**	**Nein**
Ich lag mit einem Lächeln im Gesicht im Bett und habe mich auf den Tag gefreut		
Ich bin meinen Tag gedanklich mit positiven Gefühlen durchgegangen		
Ich habe mir ein konkretes Tagesziel gesetzt		
Ich bin mit den Worten „Das IST sowas von MEIN Tag“ aufgestanden		
Ich habe mein Spiegelbild zufrieden begrüßt		
Ich habe eine gute Portion warmes Wasser getrunken		
Ich habe noch vor dem Frühstück ein paar Minuten Tageslicht genossen		
Ich habe vor dem Frühstück ein paar Minuten tief und bewusst geatmet		

Meine Aufgaben am Tag	**Ja**	**Nein**
Ich habe achtsam meine Mitmenschen wahr genommen		
Ich habe auch fremde Menschen freundlich angelächelt und gegrüßt		
Ich habe jemandem geholfen		
Ich habe jemandem aufrichtig zugehört		
Ich habe selbst nicht gute Dinge mit einem Lächeln beantwortet		
Ich habe nur positiv über andere Menschen gesprochen		
Ich habe jemandem ein Kompliment gemacht		
Ich habe jemanden zum Lachen gebracht		

Mein Resümee	**Ja**	**Nein**
Ich habe mein Tagesziel erreicht		
Ich war die tägliche Portion Sahne im Leben meiner Mitmenschen		
Ich bin dankbar für diesen wunderbaren Tag		
Ich hatte heute ein Cheat-Meal		
Ich habe heute wenig Zeit bei Facebook und Co. verbracht		
Ich habe wenig Blaulicht „konsumiert“		
Ich habe mich konsequent an meine Bausteine gehalten		
Ich habe keinen Alkohol getrunken		
Ich bin größtenteils barfuß/mit Barfußschuhen unterwegs gewesen		

Meine gegessenen Bausteine

Morgens	Vormittags	Mittags	Nachmittags	Abends
Summe der gegessenen Bausteine				

Meine verdienten Bausteine

Aktivität	**Bausteine**
Erreichte Schritte (Je 10.000 = 1 Baustein)	
Rauf gekletterte Etagen (Je 10 Etagen = 1 Baustein)	
Spaziergänge/Wanderungen in der Natur (Je 60 Minuten = 1 Baustein)	
Kältetraining in Minuten (Je 2 Minuten = 1 Baustein)	
Kniebeugen (Je 500 WH = 1 Baustein)	
Beinscherencrunches (Je 400 WH = 1 Baustein)	
Liegestützen (Je 300 WH = 1 Baustein)	
Beweglichkeitstraining (Je 15 Minuten = 1 Baustein)	
Summe der verdienten Bausteine	

Bausteintagesüberblick

Verdient (-)																										
Gegessen (+)																										

Tagesbausteinbilanz

Gegessene Bausteine	
Verdiente Bausteine	
Summe	
Meine Tagesbausteinmenge	
Eingesetzte Bausteine vom Bausteinkonto	
Differenz der Tagesbausteinmenge zur Summe	

Mein Tag

Datum	
Gewicht	
Baustein-Konto	

Meine Aufgaben am Morgen	**Ja**	**Nein**
Ich lag mit einem Lächeln im Gesicht im Bett und habe mich auf den Tag gefreut		
Ich bin meinen Tag gedanklich mit positiven Gefühlen durchgegangen		
Ich habe mir ein konkretes Tagesziel gesetzt		
Ich bin mit den Worten „Das IST sowas von MEIN Tag“ aufgestanden		
Ich habe mein Spiegelbild zufrieden begrüßt		
Ich habe eine gute Portion warmes Wasser getrunken		
Ich habe noch vor dem Frühstück ein paar Minuten Tageslicht genossen		
Ich habe vor dem Frühstück ein paar Minuten tief und bewusst geatmet		

Meine Aufgaben am Tag	**Ja**	**Nein**
Ich habe achtsam meine Mitmenschen wahr genommen		
Ich habe auch fremde Menschen freundlich angelächelt und gegrüßt		
Ich habe jemandem geholfen		
Ich habe jemandem aufrichtig zugehört		
Ich habe selbst nicht gute Dinge mit einem Lächeln beantwortet		
Ich habe nur positiv über andere Menschen gesprochen		
Ich habe jemandem ein Kompliment gemacht		
Ich habe jemanden zum Lachen gebracht		

Mein Resümee	**Ja**	**Nein**
Ich habe mein Tagesziel erreicht		
Ich war die tägliche Portion Sahne im Leben meiner Mitmenschen		
Ich bin dankbar für diesen wunderbaren Tag		
Ich hatte heute ein Cheat-Meal		
Ich habe heute wenig Zeit bei Facebook und Co. verbracht		
Ich habe wenig Blaulicht „konsumiert“		
Ich habe mich konsequent an meine Bausteine gehalten		
Ich habe keinen Alkohol getrunken		
Ich bin größtenteils barfuß/mit Barfußschuhen unterwegs gewesen		

Meine gegessenen Bausteine

Morgens	Vormittags	Mittags	Nachmittags	Abends
Summe der gegessenen Bausteine				

Meine verdienten Bausteine

Aktivität	**Bausteine**
Erreichte Schritte (Je 10.000 = 1 Baustein)	
Rauf gekletterte Etagen (Je 10 Etagen = 1 Baustein)	
Spaziergänge/Wanderungen in der Natur (Je 60 Minuten = 1 Baustein)	
Kältetraining in Minuten (Je 2 Minuten = 1 Baustein)	
Kniebeugen (Je 500 WH = 1 Baustein)	
Beinscherencrunches (Je 400 WH = 1 Baustein)	
Liegestützen (Je 300 WH = 1 Baustein)	
Beweglichkeitstraining (Je 15 Minuten = 1 Baustein)	
Summe der verdienten Bausteine	

Bausteintagesüberblick

Verdient (-)																										
Gegessen (+)																										

Tagesbausteinbilanz

Gegessene Bausteine	
Verdiente Bausteine	
Summe	
Meine Tagesbausteinmenge	
Eingesetzte Bausteine vom Bausteinkonto	
Differenz der Tagesbausteinmenge zur Summe	

Mein Tag

Datum	
Gewicht	
Baustein-Konto	

Meine Aufgaben am Morgen	**Ja**	**Nein**
Ich lag mit einem Lächeln im Gesicht im Bett und habe mich auf den Tag gefreut		
Ich bin meinen Tag gedanklich mit positiven Gefühlen durchgegangen		
Ich habe mir ein konkretes Tagesziel gesetzt		
Ich bin mit den Worten „Das IST sowas von MEIN Tag“ aufgestanden		
Ich habe mein Spiegelbild zufrieden begrüßt		
Ich habe eine gute Portion warmes Wasser getrunken		
Ich habe noch vor dem Frühstück ein paar Minuten Tageslicht genossen		
Ich habe vor dem Frühstück ein paar Minuten tief und bewusst geatmet		

Meine Aufgaben am Tag	**Ja**	**Nein**
Ich habe achtsam meine Mitmenschen wahr genommen		
Ich habe auch fremde Menschen freundlich angelächelt und gegrüßt		
Ich habe jemandem geholfen		
Ich habe jemandem aufrichtig zugehört		
Ich habe selbst nicht gute Dinge mit einem Lächeln beantwortet		
Ich habe nur positiv über andere Menschen gesprochen		
Ich habe jemandem ein Kompliment gemacht		
Ich habe jemanden zum Lachen gebracht		

Mein Resümee	**Ja**	**Nein**
Ich habe mein Tagesziel erreicht		
Ich war die tägliche Portion Sahne im Leben meiner Mitmenschen		
Ich bin dankbar für diesen wunderbaren Tag		
Ich hatte heute ein Cheat-Meal		
Ich habe heute wenig Zeit bei Facebook und Co. verbracht		
Ich habe wenig Blaulicht „konsumiert“		
Ich habe mich konsequent an meine Bausteine gehalten		
Ich habe keinen Alkohol getrunken		
Ich bin größtenteils barfuß/mit Barfußschuhen unterwegs gewesen		

Meine gegessenen Bausteine

Morgens	Vormittags	Mittags	Nachmittags	Abends
Summe der gegessenen Bausteine				

Meine verdienten Bausteine

Aktivität	**Bausteine**
Erreichte Schritte (Je 10.000 = 1 Baustein)	
Rauf gekletterte Etagen (Je 10 Etagen = 1 Baustein)	
Spaziergänge/Wanderungen in der Natur (Je 60 Minuten = 1 Baustein)	
Kältetraining in Minuten (Je 2 Minuten = 1 Baustein)	
Kniebeugen (Je 500 WH = 1 Baustein)	
Beinscherencrunches (Je 400 WH = 1 Baustein)	
Liegestützen (Je 300 WH = 1 Baustein)	
Beweglichkeitstraining (Je 15 Minuten = 1 Baustein)	
Summe der verdienten Bausteine	

Bausteintagesüberblick

Verdient (-)																										
Gegessen (+)																										

Tagesbausteinbilanz

Gegessene Bausteine	
Verdiente Bausteine	
Summe	
Meine Tagesbausteinmenge	
Eingesetzte Bausteine vom Bausteinkonto	
Differenz der Tagesbausteinmenge zur Summe	

Mein Tag

Datum	
Gewicht	
Baustein-Konto	

Brustumfang	Bauchumfang	Hüftumfang	Oberarmumfang	Oberschenkelumfang

Meine Aufgaben am Morgen	**Ja**	**Nein**
Ich lag mit einem Lächeln im Gesicht im Bett und habe mich auf den Tag gefreut		
Ich bin meinen Tag gedanklich mit positiven Gefühlen durchgegangen		
Ich habe mir ein konkretes Tagesziel gesetzt		
Ich bin mit den Worten „Das IST sowas von MEIN Tag“ aufgestanden		
Ich habe mein Spiegelbild zufrieden begrüßt		
Ich habe eine gute Portion warmes Wasser getrunken		
Ich habe noch vor dem Frühstück ein paar Minuten Tageslicht genossen		
Ich habe vor dem Frühstück ein paar Minuten tief und bewusst geatmet		

Meine Aufgaben am Tag	**Ja**	**Nein**
Ich habe achtsam meine Mitmenschen wahr genommen		
Ich habe auch fremde Menschen freundlich angelächelt und gegrüßt		
Ich habe jemandem geholfen		
Ich habe jemandem aufrichtig zugehört		
Ich habe selbst nicht gute Dinge mit einem Lächeln beantwortet		
Ich habe nur positiv über andere Menschen gesprochen		
Ich habe jemandem ein Kompliment gemacht		
Ich habe jemanden zum Lachen gebracht		

Mein Resümee	**Ja**	**Nein**
Ich habe mein Tagesziel erreicht		
Ich war die tägliche Portion Sahne im Leben meiner Mitmenschen		
Ich bin dankbar für diesen wunderbaren Tag		
Ich hatte heute ein Cheat-Meal		
Ich habe heute wenig Zeit bei Facebook und Co. verbracht		
Ich habe wenig Blaulicht „konsumiert“		
Ich habe mich konsequent an meine Bausteine gehalten		
Ich habe keinen Alkohol getrunken		
Ich bin größtenteils barfuß/mit Barfußschuhen unterwegs gewesen		

Meine gegessenen Bausteine

Morgens	Vormittags	Mittags	Nachmittags	Abends
Summe der gegessenen Bausteine				

Meine verdienten Bausteine

Aktivität	**Bausteine**
Erreichte Schritte (Je 10.000 = 1 Baustein)	
Rauf gekletterte Etagen (Je 10 Etagen = 1 Baustein)	
Spaziergänge/Wanderungen in der Natur (Je 60 Minuten = 1 Baustein)	
Kältetraining in Minuten (Je 2 Minuten = 1 Baustein)	
Kniebeugen (Je 500 WH = 1 Baustein)	
Beinscherencrunches (Je 400 WH = 1 Baustein)	
Liegestützen (Je 300 WH = 1 Baustein)	
Beweglichkeitstraining (Je 15 Minuten = 1 Baustein)	
Summe der verdienten Bausteine	

Bausteintagesüberblick

Verdient (-)																										
Gegessen (+)																										

Tagesbausteinbilanz

Gegessene Bausteine	
Verdiente Bausteine	
Summe	
Meine Tagesbausteinmenge	
Eingesetzte Bausteine vom Bausteinkonto	
Differenz der Tagesbausteinmenge zur Summe	

Verdiente Wochenbausteine

Grund	**Ja**	**Nein**
Absolviertes Wochentraining (1 Baustein)		
Ich war die ganze Woche non Stopp „Sahne“ (1 Baustein)		

Ich bin so stolz auf Dich! Ich hoffe Du hattest eine schöne und positive Zeit und konntest viel für Dich mit nehmen. Bleib gesund, „bewegt“ und die tägliche Portion Sahne im Leben Deiner Mitmenschen. Ich danke Dir für die sechs Wochen im Baukasten! Es war schön mit Dir.